一生病気にならない
「免疫力のスイッチ」

宇都宮セントラルクリニック理事 放射線科専門医
佐藤俊彦

PHP

まえがき

◆すべての病気の90％は活性酸素が原因だった

人間の体は「オギャー」と生まれたときから確実に酸化していきます。

「酸化」とは、酸素が物質にくっつくことです。

リンゴを切った後、そのまま置いておくと表面が茶色く変化してしまうのは、リンゴに含まれるポリフェノールが、空気に触れて酸化するからです。鉄が腐食してサビるのも、酸化によって起こる現象です。

同じように、私たちの体にもサビが生じていきます。それが、肉体の老化です。

「人間は、酸素がないと生きられないのに、どうして酸素がワルモノになってしまうの？」

そう疑問に思う方もいらっしゃるでしょう。

体の酸化（サビ）を引き起こすモノの正体は大気中の酸素よりも、不安定な性質をもつ

「活性酸素」といわれるものです。

活性酸素とは、その名の通り、活性化した（パワーアップした）酸素のこと。呼吸で取り込んだ酸素のうちの約2％が活性酸素に変化すると考えられています。

活性酸素は、普段は、体内で大切な役割を果たしています。例えば、活性酸素はとても殺菌力が強いので、体内に侵入した細菌やウイルスを退治する役目も担っています。

「活性酸素＝悪者」というイメージがあるかもしれませんが、実は、とても有用な仕事もしているのです。

しかしこれは、「活性酸素が適量であれば」という話です。必要以上にたくさんつくられてしまうと、体のあちこちに害を及ぼすようになってしまいます。

増え過ぎた活性酸素は、細胞を傷つけます。血管や心臓、脳、皮膚の細胞がダメージを受けると、動脈硬化、心疾患、脳卒中、認知症などの病気を引き起こします。

さらに、活性酸素が細胞の中へ入り込み、私たちの遺伝情報であるＤＮＡを傷つけると、健康な細胞はがん細胞に変わり、がんを発症してしまいます。

実は、現代の病気の90％は、活性酸素が原因といっても過言ではないのです。

何だか怖い話ですが、しかしご安心ください。

私たちの体には、活性酸素から身を守るしくみが本来、備わっています。そのしくみが、正常に働いていれば、活性酸素の過剰な発生を抑えたり、酸化によるダメージを修復したりすることができます。

ところが、ここで一つ注意が必要です。活性酸素から防御する力は40歳を境にガタッと衰え始め、50歳になると、なんと、20代の半分にまで落ちてしまうのです。

◆すべての病気に効く魔法の薬はあるのか？

現代社会は、活性酸素が増え過ぎてしまう要因が周り中に溢れています。紫外線や大気汚染、食品添加物、睡眠不足、飲酒、喫煙などが、「酸化ストレス」を引き起こすといわれています。

ですから、40歳を過ぎたら酸化ストレスを避ける生活を心がけるのはいうまでもありませんが、いかに体の酸化を防ぐ「抗酸化力」を高めるかが非常に重要になってきます。

ドラゴンクエストやファイナルファンタジーなどのロールプレイングゲームでは、あらゆる病気がすぐに治るアイテムが登場します。例えば、薬草、パデキア、ポーション、聖水などです。もし、現実の生活でもそんな薬があったら誰もがほしくなりますよね。

実は、「そんな薬が実在する」ということを知ったら、あなたはどうしますか。

今、医療業界から注目を浴びている薬があります。それが、ＣＢＤです。

ＣＢＤは、カンナビジオール（Cannabidiol）の略称で、植物の麻（大麻草）からとれる成分です。

大麻と聞くと、「え？　もしかして麻薬⁉」と怪しむ人もいるかもしれませんが、ＣＢＤの服用は違法ではなく、向精神作用や依存性もありません。

世界がＣＢＤに注目している理由は、一つには、ＣＢＤがもつ強い抗酸化作用にあります。

そうです、体のサビを予防してくれるのです。抗酸化作用の強い物質といえば、ポリフェノールがよく知られています。ポリフェノールとは、自然界に存在する苦みや色素の成分のことです。

ほとんどの植物がポリフェノールをもっており、チョコレートにはカカオポリフェノール、赤ワインにはアントシアニン、緑茶にはカテキンという種類のポリフェノールが含まれていますので、日常的に取り入れている方も多いのではないでしょうか。

ＣＢＤは、このポリフェノールよりも、もっといえば、抗酸化ビタミンの代表格といわれるビタミンＣやビタミンＥよりも、さらに強い抗酸化力があることがわかっています。それに加えて、ＣＢＤは、私たちの体を病気から守る免疫系に働きかけ、再活性化させる作用ももっています。

増え過ぎた活性酸素は酸化ストレスを引き起こし、細胞を傷つけます。それを修復してくれるのが、免疫細胞です。しかし、活性酸素が多い状態が慢性的に続くと、免疫細胞は傷ついた細胞の修復に追われ、オーバーワークになって、疲れ果ててしまいます。

そうすると、体内にがん細胞ができたり、病原菌が侵入してきたりしても、免疫細胞が消耗し切っているので対応できず、病気を発症してしまうのです。これをＴ細胞の疲弊（T cell exhaustion）といいます。

しかしＣＢＤは、細胞を傷つけるトリガーとなる酸化を抑え、そして、修復作業を担う免疫系の活性も促す、そんな治療ができるオールラウンドな薬なのです。

今日、医学は日進月歩で発展しています。

約３０００年前の縄文時代までは、人間の平均寿命は15歳だったと考えられています。40歳を超えたのはつい最近、明治時代に入ってからです。

そして、戦後、日本人の平均寿命は一気に延び、2013年に男女とも80歳を超えました。

この先の2040年には、65歳を迎える人のうち、女性の2割が100歳まで生きる、というのです（「令和2年版　厚生労働白書」）。

人間の寿命は120歳まで達することが可能で、「限界は150歳」だとする研究結果も出ています。

シンガポールのバイオテクノロジー企業「Gero」に所属するティモシー・ピルコフ博士によって、バイオテクノロジーの発展で寿命はこの限界値まで近づいていくことになる、との見方が示されています。それはつまり、長寿によってますます酸化ストレスにさらされやすくなる、ということですが、CBDという魔法のような薬も発見されたことから、私は「人生150年」が現実味を帯びてきていると思っています。

◆2030年、脳だけが生き続ける時代がやってくる

はじめまして、佐藤俊彦と申します。

私は、放射線科の専門医として、30年以上にわたり、最先端のがん医療に携わり、画像診断の普及に努めてまいりました。

30代のとき、私自身に「ステージ3」のがんが見つかり、幸いにも治癒できた体験があります。今、画像診断の進化やCTC（血中循環がん細胞）検査によって、がんは早期がんといわれる「ステージ1」よりも早い段階、いわゆる「ステージ0」で見つかるようになっています。血液中に浮遊している極小のがんや、まだ、がんの塊にさえなっていない状態で、発見することができるようになったのです。

これからの時代、超早期発見・早期治療が徹底されれば、人間はがんで死ななくなるでしょう。

このような内容を書いた本『あなたのがんは「これ」で9割防げる』（幻冬舎）を2015年に出版したところ、とても大きな反響を呼びました。

さまざまなメディアからも取材が入り、「あさチャン！」（TBSテレビ）や「スッキリ」（日本テレビ）などの番組にも出演しました。

がん大国である日本の皆さんががんを克服できれば、平均寿命は飛躍的に延びるでしょう。

そして、2030年、もうあと10年もたたないうちに、今度は人間の肉体と精神が分離する時代がやってきます。

内閣府は、2050年までに、仮想空間と現実空間を高度に融合させた新しい生活様式を普及させる、という構想を打ち立てています。いわゆる「ムーンショット目標」です。

もし、体がALS（筋萎縮性側索硬化症）のような不治の病になったり、体の機能が衰えたりしても、脳さえ元気であれば、身代わりのロボットや、サイバー空間における自分のアバターが、生き続けることができる時代がきます。

例えば、脳の微弱な電気信号をAIが読み解き、モニターに映ったあなたにそっくりの3Dアバターが思った通りに動いたり、話したりするのです。

ですから、これからは〝脳を元気に保つ〟生き方がもっとも重要になってくるでしょう。

この本では、まず、私たちの脳や体を病気から守る免疫のしくみについて解説していきます。

また、今、皆さんにとって一番の不安要因である新型コロナウイルスと免疫との関係についても、最新のデータを示してお伝えします。

そして、今後、日本でもスタンダードな健康薬として浸透していくであろう、ＣＢＤのすぐれた効果をご紹介していきます。

長年、予防医療に力を注いできた者として、この本が、皆さんの新しいライフスタイルをデザインする一助となれば幸いです。

装丁――萩原弦一郎（256）
協力――圓井順子

一生病気にならない「免疫力のスイッチ」

目次

まえがき　3
すべての病気の90％は活性酸素が原因だった　3
すべての病気に効く魔法の薬はあるのか？　5
２０３０年、脳だけが生き続ける時代がやってくる　8

第1章　免疫力は人間の体のガードマン

免疫は細菌やウイルスを撃退する自己防衛システム　24
がんになる人、ならない人　28
すぐ風邪をひく人は要注意　33
自然免疫、獲得免疫とは何か？　36
「抗体ができる」ってどういうこと？　39
免疫細胞の7割は腸にいる　43
熱が出たときは、無理に下げなくてよい　47

巣ごもり生活はなぜ免疫を下げるのか？　49
マスク・手指のスプレーは免疫を下げる　51

第2章 本当に怖いコロナ禍は10年後にやってくる

ウイルスに負けない体ならば１２０歳まで生きられる　56
新型コロナワクチンを打ったら免疫力が下がった　60
世界の大富豪がワクチンを打たない理由　64
ワクチン接種者がコロナを拡散していた⁉　69
自然感染とワクチン接種の抗体はまったくの別物　72
新型コロナワクチンの知られざる裏の顔「イベント２０１」　76
ワクチンを打つと遺伝情報が変わる？　79
日本でもワクチン後遺症で集団訴訟になる可能性も　83
子どもにワクチンを打つべきか、やめておくべきか　86
世界で急増している小児肝炎について　90

新型コロナワクチンの副反応でエイズ患者が増えている　93
ワクチン接種が原因と思われるがんの2つの特徴　97

第3章 CBDが新型コロナウイルスの増殖を抑える

CBDとコロナについて、シカゴ大学からの報告　102
コロナの変異株にもCBDが有効　105
植物由来のCBDには副作用がほとんどない　107
同じ大麻成分でもTHCは規制の対象になる　110
CBD製品には3種類の製法がある　114
薬理効果が高まる「アントラージュ効果」とは　117
大麻草とヘンプは何が違うのか？　120
製薬会社の薬は石油から化学合成されたもの　122
人間の体はカンナビノイド受容体がコントロールしている　125
カンナビノイドが不足すると免疫機能に影響する　128

第4章 CBDには安眠・リラックス効果がある

カンナビノイドはカカオにも含まれる 133
細胞の老化スピードを遅らせるためにもCBDが有効 137
拡大する世界のCBD市場 139
世界的な「グリーンラッシュ」が始まっている 142
なぜファイザー社は大麻産業に参入したのか？ 147
CBDの2大効果、神経系とリンパ系に効く 152
高血圧や血糖値異常の改善に役立つ 153
がん患者には必ず摂取してほしいCBD 155
認知症の原因は脳の炎症だった 159
コロナ禍の2年間で女性自殺率が過去最大に 161
CBDにはアレルギー疾患への効果も期待できる 163
睡眠導入剤なしで、ぐっすり眠れる 164

イライラを紛らわすアルコール、タバコはもういらない 166
CBD入りのビール、電子タバコも売っている 168
CBDでリラックスライフを手に入れよう 170

第5章 ココナッツオイルのようにコーヒーや紅茶に混ぜて飲もう

大麻は1万年以上前から世界中で使われていた 174
実、茎、葉、穂、根、すべてが有効な天然資源 177
「バドテンダー」とは合法大麻の販売員のこと 179
サプリやパッチなど、CBDの6つの摂取方法 183
アロマや化粧品にも配合されている 189
CBDの安全性と効果はWHOにも認められている 190

第6章 CBDの不安や誤解をなくすQ&A

Q1 CBDを摂取するのは違法にならないの？ 194
Q2 CBDを買ってみたいけれど、どこで手に入るの？ 195
Q3 CBDの値段は高いの？ 196
Q4 大量に摂取しても大丈夫なの？ 198
Q5 副作用はないの？ 201
Q6 依存性はないの？ 202
Q7 CBDと医療用大麻は何が違うの？ 202
Q8 日本と海外どっちのメーカーがいいの？ 203
Q9 どうやって抽出されるの？ 204
Q10 子どもでも摂取できるの？ 205
Q11 濃度や成分はどうやって見分けるの？ 206
Q12 いつ、何回摂取したらいいの？ 207
Q13 美肌効果があるって本当？ 208
Q14 なぜCBDはあまり知られていないの？ 209
Q15 どうしても抵抗感があるのですが…… 210

Q16 どんな症状に一番使われているの？ 211
Q17 禁煙効果はあるの？ 211
Q18 うつ病にも効くの？ 213
Q19 他の国でも合法化されているの？ 214
Q20 自分で販売したいけれど違法にならないの？ 214

第7章 免疫に好かれる7つの生活習慣

お金をかけなくても免疫力は上げられる 218
免疫に好かれる7つのよい習慣 227
過度なストレスがかかると一気に免疫力が落ちる 232
睡眠の質を高める、温度、湿度、音、明かり 234
体を温め、血流をよくする半身浴のダブル効果 237
激しい運動の後は、免疫が落ちてしまう 239
免疫クンが好きな栄養は何か？ 240

還元作用の強い水素を上手に取り入れる 243
サイバネティックアバター生活の時代がやってくる 247
あとがき 247

企画協力――吉田浩（天才工場）
執筆協力――鈴木博子
編集協力――青木より子

第1章

免疫力は人間の体のガードマン

◆免疫は細菌やウイルスを撃退する自己防衛システム

「免疫力が高ければ病気にならない。だから、免疫力を上げる生活をしましょう」

そうすすめる健康本やレシピ本が、書店にはたくさん並んでいます。

特に、新型コロナウイルス感染症が蔓延し始めてからは、腸活、温活、舌圧トレーニング、自律神経の整え方、野菜スープ、食事術、リンパマッサージ、笑いのパワーなど、免疫力を上げる方法を論じた本や記事を、毎日のようにあちこちで目にするようになりました。

「でも、そもそも免疫って何だろう?」と、改めて疑問を感じている方も多いのではないでしょうか。

免疫とは、簡単にいえば自分の体を自分で守るしくみのことです。本来、私たちの体には、体に害をもたらす異物を排除する自己防衛システムが備わっています。

体に備わっている免疫システムは当然ながら目に見えないため、想像することが難しいかもしれません。しかし、これをビルや住居を守る警備会社にたとえれば、想像は簡単です。

警備会社と契約すれば、万が一、ビルや住居のドアや窓から不審者が侵入したとき、センサーがいち早くそれを感知します。そしてすぐに監視センターへ通報され、即座に警備員が駆けつけて不審者をつかまえてくれます。

人間の体に備わっている免疫もこれと同じ。人間の体には、侵入者を感知し、撃退してくれるしくみがあるのです。

住居やビルにとって泥棒や強盗が不審者であるように、人間の体にとっても、実にさまざまな「不審者」がいます。

ウイルス、細菌などは代表的な「不審者」ですし、それから、多くの人が悩まされている花粉症も、「花粉」という「不審者」によって引き起こされるアレルギー症状です。また、「蕎麦アレルギー」「卵アレルギー」「小麦アレルギー」など、アレルギー反応にはいろいろな種類がありますが、それらのアレルギーの原因となる蕎麦や卵、小麦も、アレルギーのある一部の人にとっては「不審者」です。

では人体において、こうした不審者を退治してくれる警備員の役割を担うものは何かというと、それが、「免疫細胞」です。

免疫細胞と一口にいっても、その種類はさまざまです。ガンマ・デルタT細胞やナチュラルキラー（NK）細胞など、新型コロナウイルスのニュースで聞き覚えがある方も多いかもしれませんが、これらは免疫細胞の代表格です。

ガンマ・デルタT細胞は、たとえるならば「敏腕スナイパー」。体内に侵入してきた細菌やウイルスだけを即座に狙い撃ちします。

一方、NK細胞は、常にあちこちを見回っている巡査のようなもの。たえず血液中をパトロールし、侵入者を発見すると最前線で攻撃を仕掛けます。

累計で700万部を突破している漫画『はたらく細胞』（清水茜著、講談社）の「新型コロナウイルス編」と「感染予防編」がインターネット上の動画サイトで無料配信され、大きな話題になりました。漫画はJICA（国際協力機構）の支援を得て英語やヒンディー語にも翻訳され、世界中で、多くの人に観られています。

『はたらく細胞』では体内細胞がキャラクター化されており、細胞たちは、体内に侵入した細菌やウイルスなどと戦い、人間の健康を守るしくみが、子どもでもわかるくらい、明解に描かれています。

「新型コロナウイルス編」にも、擬人化された「免疫細胞さん」が「新型コロナウイルス」たちをやっつけるシーンがあります。「免疫細胞さん」たちは、初めて見る強敵に対して果敢に立ち向かい、あの手この手でなんとか退治しようと頑張ります。

このように、私たちの体内では日々、免疫細胞が外からの侵入者を監視し、見つけるとボコボコにやっつけています。そうすることで、私たちは病気になることなく、健康を維持できているのです。

ところが、「免疫細胞さん」は、いつまでも大勢で駆けつけてきてくれて、私たちの体を守ってくれるわけではありません。なぜなら、彼らは加齢によって数が減少してしまうからです。

仙台微生物研究所・海老名卓三郎先生のデータによると、免疫細胞の割合を、成人と10代とで比較すると、成人には10代の4分の1しかないことがわかっています。

この差は、新型コロナウイルス感染症のパンデミックで子どもは重症化せず、死亡する事例が極端に少ないことが証明しています。また、加齢だけでなく、ストレスや生活習慣の乱れなどでも免疫細胞の数は簡単に減ってしまいます。

その一方で、免疫細胞が駆逐しなければならない敵は、ウイルスや細菌のように外から侵入してくるだけではありません。

例えば、私たちの体内では毎日約５０００個ものがん細胞が発生しています。免疫細胞が元気で優勢ならば、これらのがん細胞をすべて退治してくれるので、がんとして発症することはありません。しかし、加齢やストレスで免疫細胞の働きが落ちると、駆除を免れたがん細胞が密かに分裂を繰り返して数を増やし、大きな塊になると、がんを発症してしまいます。

どれだけ元気な免疫細胞を、たくさん体の中に住まわせておくことができるか……。これが、いつまでも健康であり続ける鍵です。免疫力が下がらないような生活習慣は、外から侵入してくる敵と、内に発生する敵との両方に備えるために、とても大切なことなのです。

◆がんになる人、ならない人

いまや、日本人が一生にがんと診断される確率は、男女とも2分の1といわれています。そして、がんで死亡するリスクは、男性が4人に1人。女性が6人に1人。日本において、がんは１９８１年より死因の第1位で、厚生労働省の「令和2年（２０２０）人口動態統計（確定数）の概況」によると、死亡数は37万８３８５人でした。決して少なくない人たちが、毎年、がんで命を落としているのです。

一体、がんになる人とならない人の違いはどこにあるのでしょう。

よく、「うちはがん家系だから気をつけなくちゃ」という言葉を耳にします。がんのなかには、確かに遺伝しやすいものもあります。大腸がんや乳がんなどは、その典型です。

しかし、すべてのがんが遺伝するわけではありません。むしろ、遺伝とはまったく関係なく、その人がどんな食事をしているか、どんな環境で生活をしているか、どれだけストレスが溜まっているかなど、さまざまな環境因子が「がんになりやすいかどうか」を決定しているといっても過言ではありません。

そういう意味では、がんとは生活習慣病の一つであり、その人がどんな生活をしてきたか、その答え合わせががんであるといっても、間違いではないでしょう。

そうした要素に加えて、私はもう一つ、がんになる人とならない人を区別する重要なキーワードが「ＳＯＤ」だと考えています。

ＳＯＤとは、Superoxide Dismutase（スーパーオキシド・ディスムターゼ）の略称で、簡単にいえば、私たちの体内で過剰に発生してしまった活性酸素を取り除き、無害にしてくれる「酵素」です。

活性酸素とは、文字通り、「活性化」した「酸素」のことです。「活性化した」とは、簡単にいえば「より強力になった」ということです。つまり、アニメのキャラクターが変身して巨大になったり、武器を持ったり、「スーパー○○」になったりして一層強くなるように、酸素が強力になった状態のことを「活性酸素」といいます。

そもそも活性酸素は、人間が呼吸によって取り込んだ酸素の一部が「活性化」したものです。研究では、取り込んだ酸素の約2％が活性酸素に変化すると考えられています。

大事なのはここからで、活性酸素は体にとって重要な働きも担います。体の中に侵入してくる細菌や有害物質を退治したり、体の免疫機能を高めてウイルスや細菌の感染を防いだり、細胞間でシグナルを伝達したりと、有用な働きをするのです。

何となく「活性酸素は悪いもの」というイメージをもっている方も多いと思いますが、活性酸素がなければ私たちは生命を維持することができません。つまり、完全に「悪者」というわけではないのです。

しかし、この活性酸素が過剰に発生して体内で強大な権力をもつようになると、たちまち体内で悪さを始めます。正常な細胞や遺伝子を攻撃したり、老化、がんや動脈硬化をはじめとする生活習慣病の要因になったり……。そのため、活性酸素は適度なレベルで抑えておかなければなりません。

活性酸素の過剰な発生を抑制する働きを担っているのが、体内でつくられる酵素です。活性酸素は代謝や反応を繰り返し、さまざまな物質に変化しますが、一般には「スーパーオキシド」「過酸化水素」「ヒドロキシルラジカル」「一重項酸素」の４つを合わせて活性酸素と呼んでいます。このうち、体内でもっとも多く発生するのがスーパーオキシドです。

スーパーオキシドは、本来、殺菌作用が強いため体を外敵から守る働きを担っているのですが、増え過ぎると健康な細胞を傷つけ、がんの原因をつくってしまいます。このスーパーオキシドを除去するのがＳＯＤという酵素です。ＳＯＤは強力な抗酸化作用をもつ酵素の一種で、もともと人間の体に備わっている防御システムとして活躍しています。

しかし残念ながら、体内にあるＳＯＤの量は加齢とともに減少してしまいます。研究によると、ＳＯＤの産出能力は25歳から下降し始め、40歳を過ぎて急速に低下することがわかっています。

その反面、私たちの生活には活性酸素を増やす要素がたくさんあります。過度なストレ

図表1　活性酸素と抗酸化作用をもつ酵素

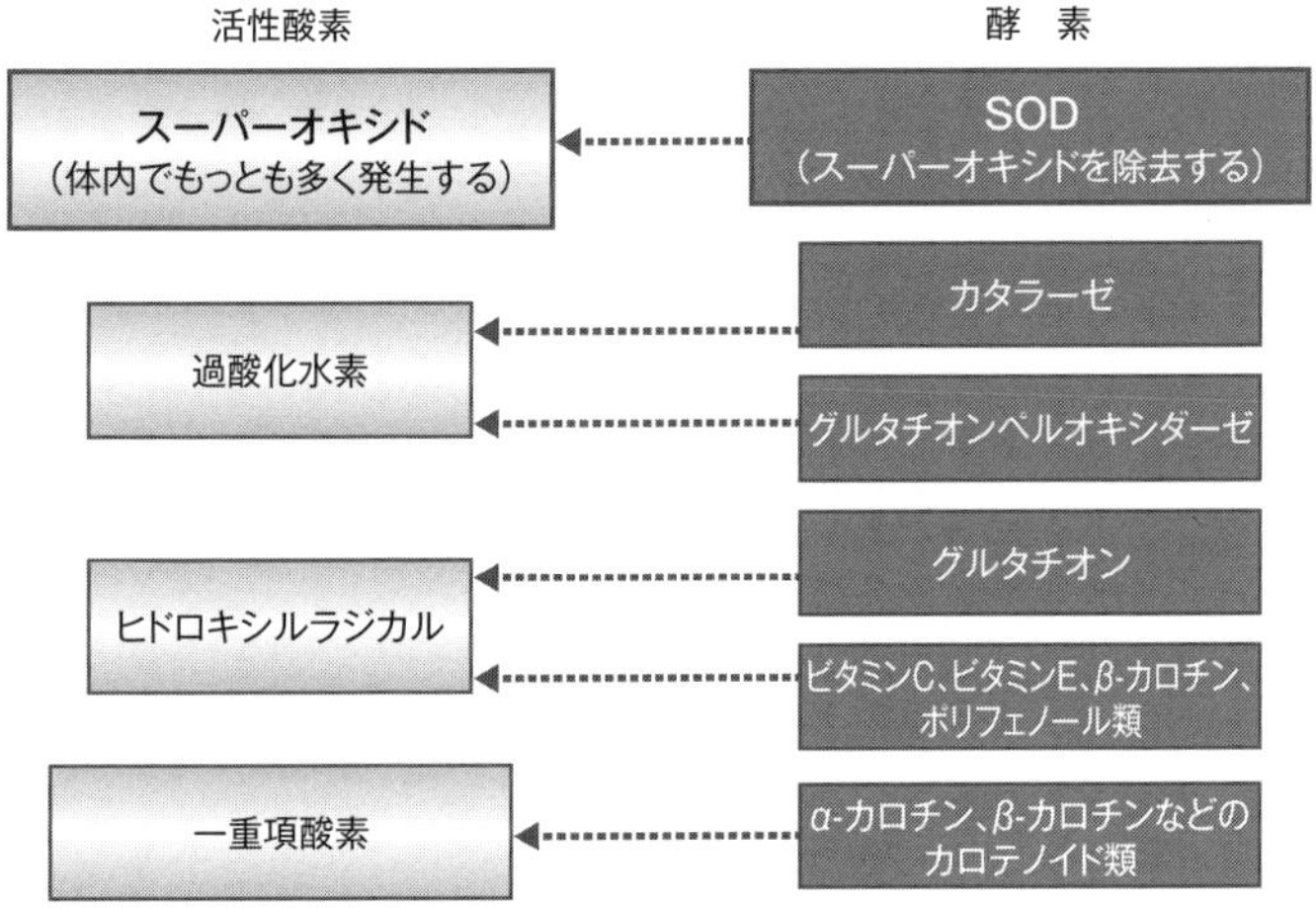

ス、喫煙、激しい運動などでも増えますし、パソコンや電子レンジ、電気毛布といった電化製品から発生する電磁波でも増加してしまいます。さらに、過剰な紫外線、放射線、食品添加物、環境汚染なども活性酸素を増やす原因になります。

　つまり、加齢とともにＳＯＤの量が減る一方で、私たちは常に活性酸素を増やし続けているのですから、到底、ＳＯＤだけでは活性酸素を除去することはできません。そのため、活性酸素によって健康な細胞が傷つき、がんの発症を招いてしまうのです。

　もう一つ、「がんになりやすい人」と「なりにくい人」を分けるものに「炎症」があります。炎症とは、火事にたとえるとわかりやすいでしょう。何か原因となるもの（細菌をはじめとする病原体、毒素など）が細胞や組織を傷つけ、体はそれを修復しようとして戦っています。その戦いが、炎症です。

炎症にはさまざまな種類があります。代表的な慢性炎症には、ぜんそくやアトピー性皮膚炎などのアレルギー疾患、関節リウマチなどの自己免疫疾患がありますが、こうした炎症があるということは、体内では常に火事が起きているということです。体内の炎症は活性酸素をまきちらし、健康な細胞に傷をつけてしまいます。

そう、これががんの原因です。つまり、体内で慢性炎症が起きている人は、そうでない人に比べてがんになりやすいということなのです。

◆すぐ風邪をひく人は要注意

適量の活性酸素は外敵から体を守るのに必要ですが、必要以上に増え過ぎてしまった活性酸素は、体の抵抗力を弱め、免疫力を低下させてしまいます。

すぐに風邪をひく人と、滅多に風邪をひかない人がいるでしょう。実はこれにも、活性酸素が大きく影響しています。

おもしろい研究結果があります。2015年にアメリカのカリフォルニア大学で行われた研究で、研究対象者全員に鼻風邪の原因ウイルスであるライノウイルスを投与し、睡眠時間に応じて「5時間未満」「5〜6時間」「6・01〜7時間」「7時間超」とグループ分けをし、それぞれの風邪症状発生率を算出しました。

すると、睡眠時間が7時間超だった人に比べ、6時間未満だった人は、風邪にかかる確率が4・2倍高く、睡眠時間が5時間未満の人は、風邪にかかる確率が4・5倍に上昇していたというのです。

なぜ、睡眠時間が短いと風邪にかかりやすいのかというと、人間は睡眠中、体内に侵入してきたウイルスなどの異物を退治したり、昼間に蓄積した活性酸素を除去したりするからです。つまり、睡眠時間が短ければウイルスを退治する時間も、活性酸素を除去する時間も少なくなり、その結果、風邪を発症しやすくなるのです。さらに、睡眠不足はSODの活性を妨げ、活性酸素を除去する力を失わせてしまいます。

SODをはじめ、抗酸化酵素は、私たちの体に備わっている天然の免疫システムです。ストレスや化学物質、環境汚染など、活性酸素を増やす元凶が世の中に溢れている現在では、日常的に免疫を高めることを意識した生活を送ることが重要なのです。

もう一つ、すぐ風邪をひく人の特徴として、「低体温」があります。

特に、女性に多いのですが、一般には、平熱が36度未満のことを「低体温」と呼んでいます。

一昔前までは、平熱が35度台という人は非常に珍しく、36度5分を下回っても「平熱が低い」と言われたものです。一説によると、昭和初期の小学生の平熱は、37度を超えていたそうです。また、1957年に発表された日本人の平熱に関する報告によると、10〜50代の健康な男女の平均値は、ワキ下検温で36・89±0・34度だったそうです。

それなのに今は、35度台、もっと低い人だと34度台の人もいます。特に若い女性は平熱が低く、「大丈夫？　生きている？」と心配になってしまうほどです。

なぜ平熱が低いと風邪をひきやすいのかというと、免疫システムが機能しにくくなるからです。

低体温になると、人間の体は体内の熱が皮膚から外へ逃げるのを防ぐため、血管が収縮して血流量を減少させます。しかし血液の中には、体にとって大事な役割を果たす免疫細胞も含まれていますから、血流量が減少すれば免疫細胞も減ることになってしまいます。

また、人間の体は寒さにさらされるとストレスを感じます。すると、脳からステロイドホルモンや神経伝達物質が分泌され、これらによって、リンパ球など細胞の働きが低下し、免疫力が弱くなってしまうのです。

低体温は、筋肉量の減少や、栄養状態の悪化、さらには、夏でもクーラーの効いた涼しい部屋で過ごす時間が長いなど、長時間、低温にさらされることでも招いてしまいます。

こうした生活をしている人は要注意です。自然と免疫が下がっており、そのため、風邪をひきやすい体質になっているかもしれません。

◆自然免疫、獲得免疫とは何か？

このように、人間は数々の免疫細胞やＳＯＤをはじめとする酵素のおかげで、常に生命を維持することができています。

もう少し免疫について詳しく説明しますと、免疫には「自然免疫」と「獲得免疫」の２種類があります。

自然免疫とは、人間にもともと備わっているしくみのことです。免疫細胞は「自分」と「自分以外（非自己）」を正しく見分け、病原菌やウイルスなど「非自己」の異物を見つけたときにはそれらをいち早く認識し、攻撃することで健康を守ります。

例えば、自然免疫を司り、白血球に分類されるマクロファージは、異物が侵入すると丸飲みして、その情報を顆粒球へ伝えます。顆粒球は貪食する力がとても強く、主に細菌類を飲み込んで処理します。

また、樹状細胞は体内で異物を発見すると、自分の中に取り込んで特徴を覚え、その特徴をリンパ球に教え込みます。そのため、リンパ球は異物を攻撃できるようになるのです。

そのほかにも自然免疫には、ナチュラルキラー（ＮＫ）細胞といって、体内を巡回してがん細胞やウイルスに感染した細胞を攻撃するものもあります。

一方、獲得免疫とは一度体内に侵入した病原体の情報を記憶して、再びそれらが侵入してきたときにいち早く対処できるようなしくみのことです。

自然免疫はとても有用で、役立つしくみなのですが、実は、血液中に入った小さい病原菌やウイルスなどには対処するのが苦手です。そこで活躍するのが獲得免疫です。獲得免疫は、自然免疫で排除できなかった病原体に対して、それに適した免疫細胞を派遣して異物を攻撃することで体を守るのです。

図表2　自然免疫と獲得免疫

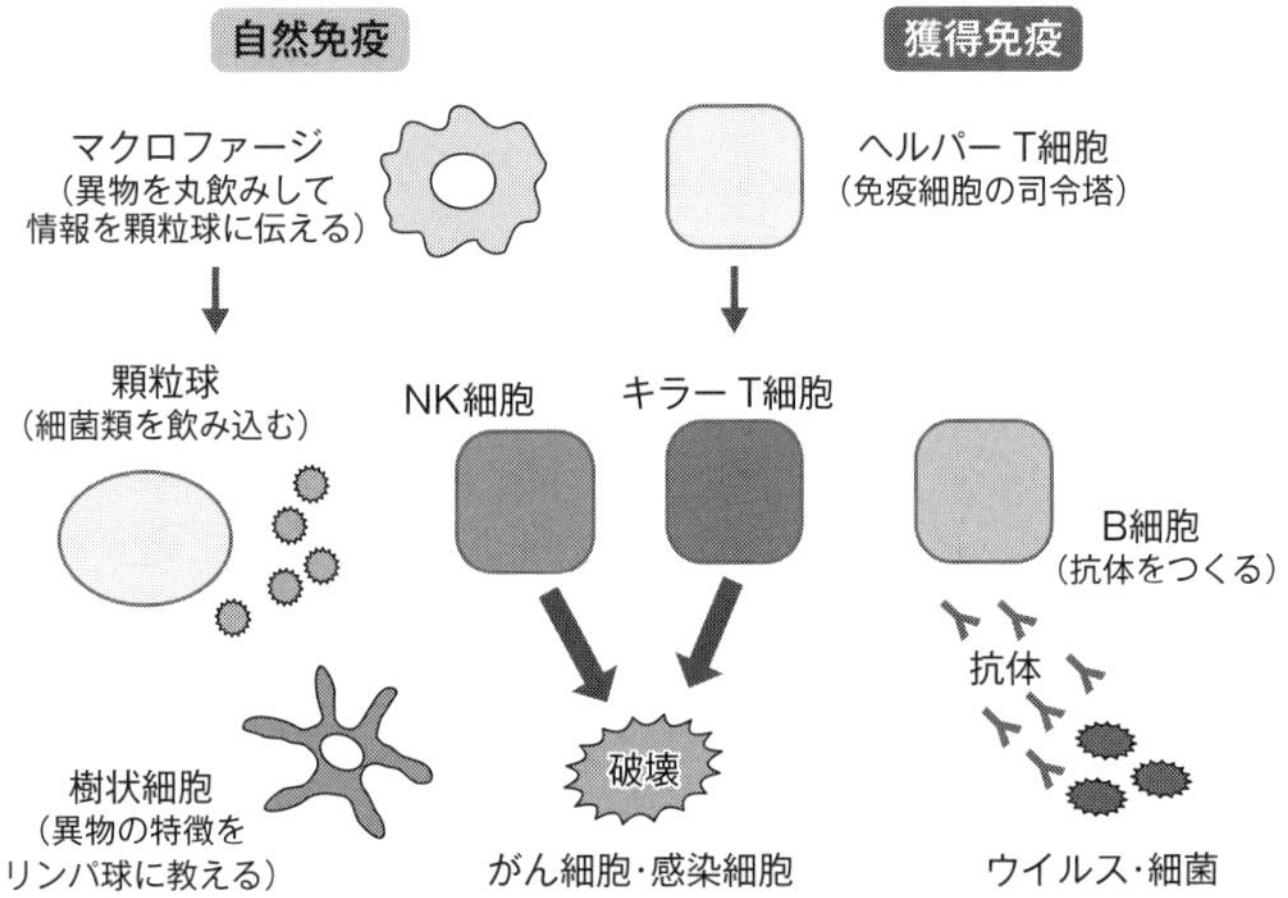

獲得免疫の優秀なところは、一度体内に侵入した病原体については、情報を記憶して、再びそれらが侵入してきたときにはさっと出動できるように備えておける、ということです。一度かかった病気にかかりにくいのは、この獲得免疫があるから。つまり、獲得免疫がその異物（抗原）を退治するための「抗体」をつくってくれるので、スムーズに異物を除去することができるのです。

抗体とはいってみれば、異物ごとに適した武器のことです。免疫グロブリンとも呼ばれるタンパク質で、リンパ球の一種、B細胞から産生され、抗体がその抗原と結合すると、さまざまな作用で外敵やがん細胞を排除します。

獲得免疫には、抗体をつくる働きがあるB細胞のほか、細菌やウイルスに感染した細胞をいち早く発見し、免疫細胞の指令役を担うヘルパーT細胞や、ヘルパーT細胞からの指令を受けて感染した細胞を破壊するキラーT細胞などがあります。

これらの免疫細胞は、それぞれに持ち場があり、役割をもっています。そして、互いに協働しながら、私たちの体を守っているのです。

◆「抗体ができる」ってどういうこと？

「獲得免疫では抗体ができる」というお話をしましたが、ここで抗体について、もう少し詳しく説明したいと思います。

例えば、Xという病原菌が体内に侵入したときには、Xを退治できる抗体が病原菌と結合し、体内から除去します。次にYという病原菌が侵入したときには、Yを退治できる抗体が反応します。Xという病原菌にYの抗体は効きませんし、Yという病原菌にXの抗体は効きません。このように、必ず病原菌と抗体はペアになっている、という特徴があります。

抗体という単語がよく聞かれたのは、新型コロナウイルス関連の話題でしょう。

「1回、新型コロナウイルスに感染したことがある人は、体内に抗体ができているから、もう二度とかからない」

「新型コロナウイルスのワクチン接種を受けた人は、体内に抗体ができているから感染しない」

そんな話をよく耳にしますが、どちらも不正解です。

1回、新型コロナウイルスに感染すれば、確かに体内に抗体はできますが、新型コロナウイルスの抗体は長期間継続しませんから、一定の期間がたてば、また新型コロナウイルスに感染する恐れがあります。

新型コロナウイルスのワクチン接種を受けていても同様です。特に、新型コロナウイルスは次々と変異株が誕生していますから、初期のワクチンの接種を受けても変異株にはそれほどの効果を期待することができません。

このように、新型コロナウイルスの抗体は、完全に感染を予防することができるものではありません。ただし、抗体にはさまざまな種類があり、「一度抗体ができれば二度と感染しないもの」や「いったん抗体はつくられても、免疫力が下がったときには再び発症してしまうもの」など、いろいろあります。つまり一概に「抗体ができたからもう大丈夫」というわけでもなければ、「抗体には意味がない」というわけでもないのです。

さて、抗体についてもう少し深く考えてみましょう。

抗体は何でできているのかというと、免疫グロブリンというタンパク質でつくられています。免疫グロブリンは血液や組織液の中に存在していて、Ｂ細胞で産生されます。

免疫グロブリンにはＩｇＧ、ＩｇＡ、ＩｇＭ、ＩｇＥ、ＩｇＤの5種類があり、それぞれ異なる働きを担っています。例えば5種類のなかでもっとも多いＩｇＧは体内に侵入した病原菌やウイルスと結合し、病原体が細胞内に侵入するのを防ぐという仕事をしています。

また、ＩｇＡは粘膜から体内に病原菌やウイルスが侵入するのを防ぐ働きを、ＩｇＭは病原菌やウイルスに感染した際、最初につくられる抗体であり、病原菌やウイルスを破壊する働きをしています。

花粉症やアレルギー性鼻炎の人たちにおなじみなのがＩｇＥで、これは体内に侵入したアレルゲンに反応して体を守る働きをしています。アレルゲンにＩｇＥが過剰に反応してしまうのがアレルギー症状なのです。

ＩｇＤはもっとも量が少なく、まだあまり役割が判明していません。

では新型コロナウイルスの抗体では、どんな免疫グロブリンが用いられたのかというと、主にＩｇＧです。

新型コロナウイルスの拡大写真をニュース番組などで見たことがある方も多いと思いますが、このウイルスは周りをトゲで囲まれた奇妙な形をしています。実はこのトゲが問題で、トゲが人の細胞にある受容体（いわば、鍵穴のようなもの）にくっつくことで、ウイルスが細胞の中に取り込まれてしまうのです。ちなみに、このトゲを専門用語で「スパイク」といいます。

新型コロナウイルスのワクチンを接種すると、このトゲに結合するＩｇＧが体内で生成されます。それにより、感染を予防できるというしくみです。

しかし、ここに大きな問題が潜んでいます。なぜなら、新型コロナウイルスの感染を防ぐには、気道粘膜でウイルスの侵入を防がなければならないからです。粘膜で働く免疫グロブリンは、先ほどお話しした通り、ＩｇＡです。つまり、いくらＩｇＧの抗体を増やしても、症状の悪化は防ぐことができたとしても、感染そのものを防ぐことはできないのです。

日本では、鼻噴霧型のワクチンや予防薬の開発が進んでいましたが、いつの間にか立ち消えになってしまい、いまだ完成には至っていません。

そうこうするうち、新型コロナウイルスの感染拡大は止まりませんし、いまや、日本は世界で一番マスクの着用率が高いにもかかわらず、新型コロナウイルスの新規感染者数も世界一という、妙な状態に陥ってしまいました。

製薬会社の研究者たちがＩｇＡやＩｇＧのことを理解していないわけはありませんから、ＩｇＡのワクチンを開発しようとしないのは、どうも納得がいかないと言わざるを得ません。

◆免疫細胞の7割は腸にいる

新型コロナウイルスのワクチンについては、国民の間でも賛否両論でしょう。神頼みのように、ワクチンを信じ込んでいる人もいるでしょうし、まったく信じておらず、むしろ健康を害する毒のように感じている人もいるかもしれません。

意見はそれぞれあってもいいと思いますし、強制すべき問題ではないと考えていますが、何より大事なことは、「ワクチンなどに頼らずとも、自分で免疫力を高めていく」という自助努力です。

免疫力が高ければ、新型コロナウイルスが体内に侵入しようとしても、自然免疫と獲得免疫の二段構えで退治することが可能です。万が一、ウイルスに感染して発症したとしても、体内に備わっている免疫がしっかり働いていれば、それほど恐れることはないのです。

免疫を活性化させるうえで、特に覚えておきたいのは、「免疫細胞の7割は腸にいる」という事実です。

人間の腸には100兆個もの細菌が生息していて、それらがまるで花畑のように見えることから、腸内フローラ（フローラとは英語で「花畑」の意味）と呼ばれています。腸内細菌の種類は約1000に及び、それらが互いに異なる働きをもち、バランスをとりながら腸内環境を最適な状態に整えています。

腸内フローラに生息している細菌は、大きく分けて3つあります。善玉菌、悪玉菌、日《ひ》和見菌《よりみきん》の3つです。

善玉菌は文字通り、体にいい働きをする細菌のことで、ビフィズス菌や乳酸菌のフェカリス菌やアシドフィルス菌などが代表格です。悪玉菌が増殖するのを防いだり、腸の運動を活発にしてお腹の調子を整えたりしています。

悪玉菌にはウェルシュ菌などがあり、腸内で有害物質をつくり出し、増え過ぎると下痢や便秘などを引き起こします。

そして、日和見菌はどちらにも属さず、善玉菌が優勢なときには善玉菌の味方を、悪玉菌が優勢なときには悪玉菌の味方をします。

この腸内フローラのバランスを整えておくことは、免疫機能を高めるうえで、とても大切です。なぜなら、先ほど書きましたように、腸の中には人体に存在する免疫細胞のうちの7割が生息していて、腸内フローラには腸内の免疫細胞を活性化し、病原菌などから体を守る働きがあるからです。

では、なぜ腸にこれだけ多くの免疫細胞が集まっているのでしょうか。それは、ウイルスや病原菌は人間の口や鼻から取り込まれ、食道、胃を通り、腸へ運ばれてくるからです。腸までの消化管は常にウイルスや病原菌に感染する危険にさらされているため、腸でそれらを狙い撃ちしてやろう、というのです。

実際のところ、ウイルスや病原菌の多くは胃酸によって死滅します。しかし、それでも生き残って腸へ運ばれてきたウイルスや病原菌などの外敵は、まず、上皮に覆われているパイエル板の中に取り込まれます。

パイエル板の外側にはM細胞という免疫細胞が並んでいて、それらが常に外敵を監視しています。そして外敵を見つけると、すぐ樹状細胞に情報を伝達します。すると、樹状細胞が免疫細胞の指令役を務めるヘルパーT細胞に外敵の情報を伝え、B細胞が抗体をつくります。これによって、外敵を攻撃することができるのです。

このような腸の免疫機能を「腸管免疫」といい、健康を維持するうえで非常に重要な役割を果たしています。腸管免疫を正常に働かせるためには、腸内フローラを整えておく必要があるのですが、実は、腸内フローラは乱れやすいのです。

健康な人の場合、善玉菌、悪玉菌、日和見菌の割合は、2対1対7で維持されています。しかし生活のリズムが崩れたり、ストレスが溜まったりすると、あっという間に腸内フローラはバランスを崩し、悪玉菌が優勢になり、腸管免疫の機能も衰えてしまいます。「悪玉菌が増える」というと、下痢や便秘が起きるというイメージをもっている人が多いかもしれませんが、実はそれだけではありません。免疫機能まで落ちてしまい、ウイルスや病原菌などに侵入を許しやすくなるということも、理解しておく必要があります。特に、炎症性腸炎の人は免疫力が低下しやすいので注意してください。

◆熱が出たときは、無理に下げなくてよい

風邪をひくと、熱が上がることがあるでしょう。こんなとき、「解熱剤を利用する人」と「一切使用しない人」ではっきりと二分されます。

結論からいえば、熱が出ているときは無理に下げる必要はありません。なぜなら、発熱しているのは体の中で免疫細胞がウイルスと戦っている証拠だからです。

免疫細胞は、体温が上がることで活性化します。研究によれば、体温が1度上がると最大5～6倍も免疫力が高まるといわれています。つまり、体はわざと体温を上げることで免疫力を高め、ウイルスを退治しようとしているのです。

そうした指令を出しているのは、脳です。免疫細胞の一種であるT細胞やマクロファージが感染を察知すると、その情報が脳に送られ、プロスタグランジンE2という物質がつくられます。この物質が脳の体温調節の神経回路に作用することで一時的に体温が上がるのです。

また、熱が出るときに悪寒がして、ブルブル震えたりしますよね。これも、実は熱を生み出すために、わざと筋肉を震えさせて熱を生み出し、体温を上げてウイルスを退治しようとしているのです。

免疫細胞がウイルスを撃退し、体内での戦いがおさまれば、自然と体温は平熱近くまで下がってきます。高熱が出た後に、びっしょりと汗をかくことがあるでしょう。それは、発汗することで体温を下げようとしているからです。ここでも、しっかり体温調節機能が発揮され、体が平常時に戻れるよう、コントロールされているのです。

このように、精巧な体の働きがあるにもかかわらず、解熱剤で無理に熱を下げようとするのは、本末転倒になってしまいます。

解熱剤の歴史はそれほど古くなく、初めてつくられたのは18~19世紀とされています。当時、発熱は病気の一種と考えられており、すぐに熱を下げることが大事と信じられていたのです。しかし、研究が進んだ現在では、むしろ発熱は生体の防御反応の一つであり、無理に下げる必要はないと考えるのが一般的です。

また、感染症のときに早い段階で解熱剤を服用すると、回復までの時間が長引くという研究結果もあります。

とはいえ、実際に高熱を出すと辛いものです。2日、3日と高熱が続けば体力も消耗しますし、食欲もなくなり、栄養を摂ることもままならなくなってしまいます。

また、発熱に伴って痙攣やひきつけを起こす場合もありますから、そうしたときには医師の指示にしたがい、解熱剤を利用することも必要です。

しかし、通常は、発熱したときには「免疫細胞が頑張っているんだな」と思って、安易に解熱剤を使用しないことをおすすめします。

◆巣ごもり生活はなぜ免疫を下げるのか?

とにかく免疫を高めておくことが、病気を遠ざけることには欠かせないということは、おそらく多くの人が理解している事実だと思います。しかし現実を見てみると、免疫を下げてしまうような習慣や環境が定着しているのも事実です。

例えば、コロナ禍での外出自粛、いわゆる「巣ごもり生活」のために、多くの人が免疫を低下させています。

2021年4月、『イギリススポーツ医学ジャーナル』誌に、「新型コロナウイルスによる死亡や重症化のリスクを減らすためには継続的な運動が重要」という研究結果が掲載されました。その記事によると、感染するまでの2年間、運動不足だった人（身体活動が週10分以内）は、週150分以上運動をしていた人に比べて、死亡率は約2・5倍、入院やICU治療した人も約1・7〜2・3倍だったというのです。

このように、適度な運動が健康を増進させ、免疫を高め、病気に対する抵抗力を養うために必要であることは、さまざまな研究により明らかになっています。

また、巣ごもり生活では、他の人とコミュニケーションを取る機会も減少して、家に引きこもりがちになります。外出ができない、旅行ができない、大勢で飲食できない、友達に会えない、帰省できないなど、そうしたことによるストレスから「コロナうつ」にかかる人が一時期、急増し、うつ症状から不眠に悩む人も少なくありませんでした。

実は、この不眠も免疫を低下させる大きな原因になります。

世界の睡眠研究を牽引するスタンフォード大学は、1000人を対象に、睡眠の質と新型コロナウイルス感染の関係を調べました。その結果、睡眠の質の指標となる「睡眠偏差値」は対照群が50・2であったのに対し、「新型コロナウイルス感染の疑いによりホテル療養を行った人」は36・2と、明らかに睡眠の質が低下していることがわかったのです。

また、アメリカやイギリスなど6カ国の医療従事者3000人を対象に行った研究によれば、睡眠時間が1時間増えるごとに、感染率は12％低下することもわかっています。

これらの結果からも、免疫を上げるためには良質な睡眠をしっかりとることがいかに大事かが、わかるでしょう。

ですから「巣ごもり生活を続けているから、感染症にはかからない」と安易に考えるのは間違いです。むしろ、巣ごもり生活には、運動不足、ストレス、睡眠不足といった、感染症にとっては大きな敵が待ち構えています。基本的な生活習慣が免疫向上には欠かせないということを、私たちはもっと理解する必要があると思います。ゼロコロナ政策は効果がないということです。

◆マスク・手指のスプレーは免疫を下げる

新型コロナウイルスの感染を避けるため、マスクを着けたり、手指に消毒スプレーをかけたりすることは、すっかり定番になりました。しかし、これらのことがかえって免疫を下げているという事実を知ったら、あなたは驚くでしょうか。

まず、なぜマスクが免疫を下げるのか、ということについて解説しましょう。

マスクをしているとき、呼吸はどこで行っていますか？　普段は鼻で呼吸をしているという人でも、マスクをしている間、鼻は完全にマスクで塞がってしまいますから、やむを得ず口で呼吸をしているのではないでしょうか。

実は、口呼吸は免疫を下げる大きな原因になるのです。

鼻にはウイルスや細菌をブロックしてくれる「天然のフィルター」が備わっています。天然フィルターの役割を果たすのは、鼻毛や、常にねばねばとした粘膜です。これらが、鼻からウイルスや細菌が侵入しようとしてもそれらをからめとり、それ以上、体の中に入れないようにしているのです。

また、鼻の中には細かい血管が張り巡らされていて、吸い込んだ空気をすぐに温め、加湿しています。ウイルスや細菌は湿ったところが苦手ですから、鼻腔から体内へ侵入しようとしてもそれ以上、入り込むことはできません。しかし、口にはこうした「天然のフィルター」がありません。そのため、ウイルスや細菌は容易に体内へ侵入してしまうのです。

手指の消毒がなぜ、免疫を下げてしまうのかということについては、「衛生仮説」が根拠になります。衛生仮説とは１９８９年にイギリスで発表された説であり、簡単にいうと、乳幼児期にいろいろな微生物に触れたり、刺激を受けたりすることで免疫系が学習し、免疫機能が成長していくという考え方です。

日本を含め、多くの国では第二次世界大戦後、衛生状態が急速によくなって、寄生虫やさまざまな感染症が身近から消えました。

特に日本では過剰なまでに衛生環境がよくなり、子どもたちは土や泥、砂などに触れる機会が減少しました。そのため、免疫機能を成長させることができず、本来なら体にとって危険な外敵ではないはずの花粉やホコリにまで過剰反応してしまうアレルギー疾患を招いているというのです。

これは、大人になっても同じことで、過度な衛生状態は自己免疫疾患やアレルギー疾患の発症につながります。つまり、必要以上に手指を消毒したり、衛生環境に気を遣い過ぎたりするような生活は、かえって免疫を下げ、感染症にかかりやすくしてしまうのです。

どうでしょう。自分の生活を振り返ってみて、免疫を低下させる要素がたくさんあるのではないでしょうか。逆にいえば、自分の生活を改めることで、免疫を上げることができる、ということです。

ストレス、食べ物、住環境、環境ホルモンなど、免疫を低下させる要素に取り囲まれているる現代こそ、もっと免疫を高めることに気を遣い、「自分の体は自分で守る」という意識を強くもつべきなのです。

第2章

本当に怖いコロナ禍は10年後にやってくる

◆ウイルスに負けない体ならば120歳まで生きられる

世界の寿命ランキングを見ると、日本は常にトップクラスに位置しています。厚生労働省が公開した「令和2年版　厚生労働白書」によれば、日本人の平均寿命は1955年以降、右肩上がりに延び続けているそうです。さらに同省は、2040年の平均寿命を男性で83・27歳、女性で89・63歳と推計。これからも、日本人の平均寿命はますます延びていくということです。

わずか100年前には、日本人の平均寿命は40歳あまりでした。もっといえば、日本人の平均寿命が50歳を超えたのは戦後になってからのことです。この数十年の変化は、日本人にとって非常に大きいということがわかるでしょう。

ところが、本当なら人間はもっと長く生きられるという説もあります。なんと、「人生100年時代」どころか「人生120年時代」も夢ではない、というのです。

世界では今、老化に関する研究が活発に進んでいます。そうした研究に取り組む科学者は、「老化はもはや、治療できる時代」と考えています。

どうやって治療するのかというと、老化によって傷んだ臓器を交換するのです。「臓器代替技術」というもので、これはすでに医療の現場で活用されています。白内障の手術では濁った水晶体を人工レンズに置き換える治療が行われますが、これは臓器を人工物に代替する最新の医療です。すでに、大動脈弁を人工弁に入れ替える心臓手術も行われていますので、あらゆる臓器が代替可能になるのも、そう遠い未来ではないかもしれません。

ほかにも、老化そのものを制御したり病気の発症を防いだりする効果がある、抗老化作用のある治療薬の研究も進んでいます。また、老化の原因となる「老化細胞」(ダメージを受けて増殖できなくなった細胞)を除去したり、遺伝子の働きを操作したりすることで若返りを図るような、驚くべき研究も行われています。

「人間はいつか死ぬもの」という時代は終わり、「人間は死なない、老いない」という時代は、おそらくもうすぐやってきます。

そうなると、気になってくるのが、「人間はどうやって死ぬのか」ということでしょう。

医療の進歩や公衆衛生環境の改善などによって、人間の寿命は驚くほど延びました。そして今、臓器の代替技術により、加齢とともに傷ついた臓器を「新しいもの」に置き換える医療がめざましい勢いで開発されています。そうなれば、人間は〝病気では〟死ななくなります。

では、どうやって人間は死ぬのかといえば、考えられるのが交通事故や自殺です。しかし、事故にあわない場合でも、残念ながら、人間の寿命は長くても１２０歳と考えられています。それには理由があります。体の細胞は限られた回数しか分裂・増殖することができないからです。

研究によれば、ヒトの胎児から採取した細胞の分裂の限界は約50回であり、これを寿命に換算すると１２０年ということになります。

この事実を発見したのは、アメリカの微生物学者レオナード・ヘイフリック氏であり、細胞分裂の限界は、彼の名前をとって「ヘイフリック限界」と呼ばれています。つまり、ヘイフリック限界に到達した細胞は、それ以上分裂することをやめ、やがて死を迎えるのです。この細胞死こそ、人間の寿命ということになるのでしょう。実際、人類史上最長寿とされるフランスのジャンヌ・カルマンさんは１９９７年に亡くなりましたが、１２２歳でした。

日本には「還暦」といって、60歳を迎える方をお祝いする風習があります。干支の組み合わせは60年で一巡するので、「元の暦に還る＝還暦」と呼ばれるようになったそうです。

でも「還」には「かえす」という意味もありますよね。そうなると、「還暦」はまさに人生の折り返し地点であり、そこからまた新しい人生が始まる、再スタートの時期ということになります。

人間の寿命が120年ということについては、細胞分裂の説だけでなく、心臓の拍動数の限界や、脳細胞の寿命などからも多くの科学者が仮説を唱えています。多少の希望的観測を含んでいたとしても、おそらく「人間は120歳まで生きられる」と考えることに間違いはなさそうです。

しかし、「120年の寿命」を頓挫させるものには強敵がいます。それは、病原菌やウイルスです。

人類の歴史を見てもわかる通り、世界では、これまでもたびたび感染症のパンデミックが大きな猛威をふるってきました。

14世紀にヨーロッパで流行したペスト（黒死病）では、ヨーロッパだけで全人口の4分の1〜3分の1に当たる2500万人が死亡したといわれていますし、1918年に流行したスペイン風邪では世界で4000万人以上が死亡したと推定されています。

突如として発生するウイルスの脅威は、猛スピードで人間を襲います。人間の科学も太刀打ちできないほどの速さで世界中に蔓延し、人々をバタバタと倒します。そのありさまは、今回の新型コロナウイルスが一気に世界中へ広まっていった様子を見ても、明らかでしょう。

こうしたウイルスは、人類にとって最大の敵の一つです。逆にいえば、ウイルスに負けない体なら、人類は120歳まで生きられるといっても過言ではないのです。

◆新型コロナワクチンを打ったら免疫力が下がった

日本では、新型コロナワクチンの2回接種を完了した人の割合は80・4%に達しています。3回接種を完了した人は65・0%です（2022年9月12日現在）。新型コロナワクチンについては、いろいろな考え方があります。これから述べるものは医師として私が多くの資料を調べ、考えたものです。あくまで判断材料の一つとしてとらえていただければと存じます。

しかし、接種を受けた人がウイルスに感染する「ブレイクスルー感染」は後をたたず、学校や職場などでクラスターまで発生している始末です。

「接種率が7割を超えたら集団免疫を獲得して、ようやくマスクのいらない生活に戻る」

そう話していた専門家たちは、この事態をどう思っているのでしょうか。

海外でも、シンガポールで新規に感染した人たちの76％は、ワクチンを2回接種済みだったという報告があります。また、ワクチン接種を世界でいち早く進めたイスラエルでは、重症化する人や死亡する人が増え、「世界のお手本」という立ち場が一転、泥沼の状態に陥った時期もありました。

そんななか、ワクチン接種を受けた人たちは自然免疫をもつ人よりも、はるかに感染しやすい、という衝撃の研究結果も出ています。

日本では、政府やマスコミが何か新しい説を論じるときにはCDC（アメリカ疾病予防管理センター）のデータを根拠に挙げることが多いのですが、そのCDCのロシェル・ワレンスキー所長は驚くべきことに、次のような発言をしています。

「ワクチン接種を受けた人は、ワクチン接種を受けていない人と同じように、コロナ拡散を助長している」

さらには、こんなこともズバリと言っています。

「ワクチンは失敗している」

どうでしょう、耳を疑うような発言ではありませんか。

ＣＤＣといえばさまざまな健康問題に対する組織で、いってみれば、新型コロナウイルス感染症に対するアメリカの司令塔です。その所長がこのようなことを述べているのですから、これは大きな事件です。

しかし残念ながら、日本でこの事実を知っている人は、ほとんどいません。なぜなら、日本のマスコミが報じないからです。

さらに私が注目したのは、２０２１年の日本における超過死亡数です。前年に比べて、新型コロナウイルス感染症による死亡も、自殺者も減っているのに、日本全体で3万人以上、死亡者が増えているのです。

これは一体、どういうことでしょうか?

ドイツ政府の公式データによると、ワクチン未接種の人の免疫反応を１００%とした場合、接種を完了した人の免疫反応は、イギリス人で19%、ドイツ人で12・３%にまで下がっています。

そして、ドイツ政府は、免疫システムの低下によって、今後、後天性免疫不全症候群(Vaccine induced AIDS〈VAIDS〉)になる人が増えていくだろうと予測しています。このことについては、本章の最後のほうで詳しく述べますが、おそらく日本でワクチン接種後にコロナ関連以外の死者数が増えた原因は、免疫の低下が影響しているに違いないと私は考えています。

しかし、このように表に出ている情報は、まだごく一部かもしれません。なぜなら、真実は意図的に隠されていることがあるからです。

「国がそんな隠蔽工作をするのか?」という意見もあると思いますが、例えば中国政府は、1989年に起こった天安門事件をタブーとし、毎日数万人を動員する監視体制で、情報の隠蔽を図っています。そのため、民主化運動を武力で弾圧し、多くの死者を出した事件でさえ、中国の多くの若者は「知らない」、あるいは「信じていない」と答えています。

つまり、世界のなかで14億人の中国人だけが事実を目隠しされているのです。あるいは、事実に気づいていても口に出せない厳しい現状があるのです。

新型コロナワクチンの情報も、国単位で「都合の悪い事実は公開しない」という情報操作が行われている可能性は否めません。

どうでしょうか。それでもまだ、ワクチンは「絶対安全」だと言い切れるでしょうか?

ちなみにM・ナイト・シャマラン監督による映画「オールド」も製薬会社による治験のことを題材にしています。

◆世界の大富豪がワクチンを打たない理由

日本をはじめ、世界がこれだけ「ワクチン接種を受けよう！」と大々的なキャンペーンを繰り広げているなかで、頑として、ワクチンを打つことを拒んでいる人たちもいます。例えば、ファイザーCEOのブーラ氏。彼は「自分は健康だから、私は接種を受けない」と明言しています。

そのほかにも、名前こそ明かさないものの、実は、富豪や実力者のなかにはワクチンを打つことを拒んでいる人が多いのです。日本でも同様で、富豪や有力者だけでなく、医師でさえワクチンを打つことを拒否している人が少なくありません。

それでも、社会では「ワクチンを打とう！」「接種率を上げよう！」という動きが粛々と進んでいます。この不気味な二極化は、一体、何を示すのでしょう。

ちょっと話は脱線しますが、「ダラス・バイヤーズクラブ」という映画をご存じでしょうか。ジャン=マルク・ヴァレ監督が手掛けたアメリカ映画で、アメリカでは2013年に、日本でもその翌年に公開されています。あらすじは次の通りです。

ときは1985年、ダラスに住む電気技師で、ロデオ・カウボーイのロン・ウッドルーフは、エイズを発症しており、余命はわずか30日であることを宣告されます。ロンは無類の女好き。女性との性交渉で知らないうちに感染していたようなのです。

ちょうど、エイズの治療薬としてAZTの臨床試験が開始された頃でした。彼は主治医にAZTを処方してくれと頼みますが、主治医は「安全性が確認されていない薬を処方するわけにはいかない」と拒みます。そこでロンはエイズについての勉強を始めました。するとアメリカ国内では認可された治療薬が少ないことがわかり、代替治療薬を求めてメキシコへ向かうことを決めました。

メキシコに到着したロンは、AZTよりも安全性が高く有効な未承認治療薬ペプチドTを入手。それを密輸し、アメリカ国内のエイズ患者に売れば儲かるぞと思い、彼は毎月400ドルの会費を払えば、無料で薬がもらえる「ダラス・バイヤーズクラブ」を立ち上げました。

しかし、問題はここからです。FDA（Food and Drug Administration：アメリカ食品医薬品局）がＡＺＴを認可したことにより、アメリカ中の医師や製薬会社がＡＺＴの投薬を推奨し始めたのです。同時に、ＦＤＡはロンが立ち上げたダラス・バイヤーズクラブに目を付けて摘発。薬をすべて没収してしまいました。

こんなふうにしてストーリーは続き、クライマックスは、ロンが製薬会社やＦＤＡと争うシーンです。実は、ＡＺＴとはエイズの治療薬として認可される何年も前に、抗がん剤として開発された薬でした。しかし、臨床試験の結果が不調で実用化されていなかったのです。それが、エイズ治療薬として再び脚光を浴びることになったため、製薬会社は万々歳。それを処方する医師も、患者が増えて大儲けです。

しかし、ＡＺＴはそもそも抗がん剤ですから、長く服用すれば免疫力を低下させてしまいます。エイズ患者はそもそも免疫力が低下しています。なぜなら、エイズを発症させるＨＩＶ（Human Immunodeficiency Virus：ヒト免疫不全ウイルス）は、体内に侵入すると白血球の一種（ＣＤ４陽性リンパ球）を次々と破壊してしまうからです。そのため、エイズ患者は体内に侵入しようとする数々のウイルスや細菌と、常に戦い続けなければなりません。

そんなエイズ患者にとって、免疫力をさらに低下させることなどもってのほか。そのため、ロンはＡＺＴを扱う製薬会社に対し、「猛毒の薬を患者に売りつけるとは何事だ！」と怒り、事実を知りながら治療薬として認可したＦＤＡに対し、強い非難を浴びせたのです。

これは、ただのフィクションではありません。実話をもとにしたストーリーです。

そして、これと同じようなことが新型コロナウイルスに対するワクチンでも起こっているとしたら、あなたはどう思われますか？

主な登場人物は、製薬会社やワクチンの研究者、ＦＤＡ、そして、世界のコロナ対策に強い影響をもつＣＤＣ。

製薬会社ファイザー社は、コロナ禍の前はジェネリック医薬品が急成長する陰で、売り上げが低迷するなど苦戦を強いられていました。しかし、ワクチンの売り上げが急増したおかげで、大幅な増収増益という好成績を見せています。

また、世界にワクチンを広げた〝立役者〟の一人であり、アメリカの感染症対策トップのアンソニー・ファウチ氏は、かつてはＡＺＴの製薬会社にいた人物です。何かの因縁を感じずにはいられません。

それだけでなく、世界に名だたる一流企業や、莫大な資産をもつ大富豪も、コロナ騒動の重要な登場人物です。

事実、世界のトップ富豪10人は２０２０年3月からの約1年間で、５４００億ドル相当の資産を増やしたことが明らかになっています。ここ１００年で、「最悪の経済低迷」とまでいわれたパンデミックのなかで、なぜ、彼らが資産を増やすことができたのか？

彼らが資産を増やすためのストーリーは、あらかじめ完璧に計画されたものであり、「ウイルスの拡散」から「ワクチンの誕生」、そして、「世界でのワクチン需要の急増」「経済の復活」という一連の流れは、完全に仕組まれたものだったと疑ってもよいのではないでしょうか。

コロナ禍で、資産を増やした大富豪のなかには、もちろん、「ワクチンを打たない」と明言していたファイザーのブーラ氏も含まれます。この事実を知って、あなたはどう思いますか？　２０２２年12月22日、「製薬企業がワクチンに関して不正確な認識を与えた」と主張するフロリダ州知事の求めを受け、州最高裁判所が大陪審の招集を承認しましたので、法廷で事実が明かされると考えます。

◆ワクチン接種者がコロナを拡散していた⁉

ワクチン接種を受けても、ウイルスに感染してしまうことを、「ブレイクスルー感染」といいますが、そもそもどうしてこのような事態が起きるのでしょうか。

先述した通り、どんなワクチンでも効果は100%ではありません。ワクチン接種を受けても、感染する確率は残されています。新型コロナウイルスの場合は、2回、ワクチン接種を受けると約2週間で免疫が獲得されると期待されていますので、接種後、2週間以上経過してから感染した場合、「ブレイクスルー感染」と呼ばれています。

世界でブレイクスルー感染が拡大したのは、従来株が「デルタ株」に置き換わった頃です。従来株に対してファイザー社やモデルナ社のワクチンは非常に有用であるとされており、発病を防ぐ効果が94〜95%と高いだけでなく、イスラエル（ファイザー社ワクチンを使用）においては感染そのものを防ぐ効果が91・5%もあると考えられていたのです。

しかし、従来株がデルタ株に置き換わると状況は一変。発病や感染を防ぐ効果はガクッと低下してしまいました。これにより、変異株が登場すればそれまでのワクチンはほとんど意味をなさなくなる、ということが明らかになったのです。

２０２２年8月、ファイザー社とモデルナ社は、アメリカのＦＤＡに対してオミクロン株「ＢＡ４」「ＢＡ５」両系統に対応した新型コロナワクチンの薬事申請を相次いで行いました。続いて日本でも、同年9月12日、厚生労働省はファイザー社とモデルナ・ジャパン社から申請されていたオミクロン株（ＢＡ１）対応の新型コロナワクチン（2価ワクチン）を特例承認しました。

つまりこの2価ワクチンは、「従来株とオミクロン株（ＢＡ１）の両方に効果が期待できる」とされているのです。

しかし、冷静に考えてみれば、変異株はＢＡ１で終わりではありません。これからもウイルス株の変異はずっと続くでしょうし、同じことは何度も繰り返されるでしょう。

今回、2価ワクチンの接種が普及したとしても、また、変異株が登場すれば、たちまち感染は拡大するかもしれません。そうしたら、またワクチンを開発して、製薬会社は利益を得て、人間はワクチン接種を推奨される……。こんなことが、将来もずっと続くのです。

ワクチンとウイルスの戦いに、完全な終末はありません。あるとしたら、人間がウイルルスを根絶するか、あるいは、ウイルスが人間を根絶やしにするか、どちらかです。

一方で、「ワクチンの接種者が、ウイルスを拡散させている」という事実もあります。「ワクチン接種を受けたからといって、ウイルスを保持しない」というわけではありません。新型コロナウイルスの主な侵入経路は、鼻です。そこで急速に増殖して免疫系を刺激し、鼻、口、肺、胃の粘膜で抗体をつくります。

そして再びウイルスが侵入しようとしたとき、これらの抗体や体内の免疫細胞がウイルスを撃退し、体の中で悪さをするのを防ぐのです。

ワクチン接種を受けても、ウイルスは鼻腔に入り込み、体内につけいる隙を狙っています。怖いことに、鼻腔内に大量にウイルスをもっていても、まったく無症状なこともあります。そのため、「ワクチンを打ったからもう大丈夫」と油断していると、他人をどんどん感染させてしまうこともあるのです。

2021年8月、権威ある医学雑誌『ランセット』に掲載されたオックスフォード大学の研究グループが手掛けた論文でも、「ワクチンを接種した人は、ワクチンを接種していない人に比べて、新型コロナウイルスを鼻腔に251倍も保有している」と述べられています。

つまり、ワクチン接種を受けた人はまったく症状がないままに、強力なスープレッダーになっているということです。

ワクチンは万能薬ではありません。むしろ、ワクチンを打ったという誤った安心感が、感染を拡大させるということもあるのです。

◆自然感染とワクチン接種の抗体はまったくの別物

「一度、新型コロナウイルスに感染したから、体の中に抗体ができているはず。だからもう、ワクチンを打たなくても大丈夫」

そんなふうに考えている方も多いと思います。

しかし実は、「自然に新型コロナウイルスに感染した場合」と、「ワクチン接種を受けて意図的に感染した場合」では、そもそも体の中で起きている変化が違います。正確にいうと、自然感染とワクチンでは、体内でつくられる抗体の質が異なるのです。

2021年7月、日本の理化学研究所は、一つの研究結果を示しました。それは、「インフルエンザウイルスに対する免疫反応は、ワクチン接種とウイルス感染では異なる」というものです。どういうことかというと、経鼻感染のほうがワクチン接種よりも質の高い中和抗体を産生する、ということです。

これまでお話ししたように、抗体とは、いってみればウイルスや細菌に対する「武器」です。体の中にウイルスや細菌が侵入すると、体内では免疫グロブリンというタンパク質でできた抗体がつくられます。そして再びウイルスや細菌が侵入してきたとき、その抗体がそれらを退治し、体を異物の攻撃から守ってくれます。

では、新型コロナウイルスの場合には、どのような抗体がつくられるのでしょう。

新型コロナウイルスは、ＳタンパクとＮタンパクという２つのタンパク質をもっています。Ｓタンパクは、新型コロナウイルスが体内に侵入しようとするとき、足掛かりになる部分。新型コロナウイルスはトゲがたくさんついているというお話をしましたが、このトゲのことを英語でスパイクといいます。つまり、トゲ＝Ｓタンパクということです。

一方、Ｎタンパクとは正確には「ヌクレオカプシドタンパク質」といい、新型コロナウイルスの遺伝子を包む殻のことを指します。Ｓタンパクは次々と変異するのに対し、Ｎタンパクはほとんど変化がありません。

通常、新型コロナウイルスに感染すると、このＳタンパクとＮタンパクに対する抗体が体内でつくられます。

ワクチンでは、Sタンパクに結合する抗体をつくるため、体内にmRNA（メッセンジャーRNA）を注射します。mRNAとは、いってみればSタンパクの設計図。つまり、この設計図を体細胞に取り込むことで、細胞でSタンパクを生成し、それに対する免疫反応が起こり、抗体を産生します。

そのため、新型コロナウイルスが体内に侵入してきた場合でも、体内にはSタンパクに対する抗体がありますから、即座にウイルスにくっつき、細胞への侵入を防いだり、増殖を妨げたりしてくれます。

このように、新型コロナワクチンの接種によって産生され、ウイルス感染や発症、重症化を防ぐ抗体のことを、「中和抗体」と呼んでいます。

理化学研究所が発表した説では、新型コロナウイルスではなくインフルエンザのウイルスを使用した研究ではありますが、自然感染したほうが、ワクチン接種よりも質の高い中和抗体が得られるということです。これはとても注目に値する説だと思います。

これまでも、実際、感染症にかかったほうが、ワクチン接種を受けるよりも良質の抗体がつくられることは明らかになっていました。例えば、小さいときに水疱瘡やはしかにかかった、という方は多いでしょう。

一度でもそうした感染症にかかると、ほとんどの人が一生涯、同じ感染症にかからなくなります。しかし、感染症にかかる前にワクチン接種を受けた場合は、同じワクチンの接種を2度、あるいはそれ以上受けなければ、感染症にかかるリスクを避けることはできません。

なぜなら、感染症にかかった結果、体内でつくられた抗体のほうが、持続力が高く、有力であるからです。

新型コロナウイルスについても、同じことがいえると考えられます。世界的に、「ワクチンを打ったのに、新型コロナウイルスにかかってしまった」というケースが多いのは、そのためです。

どんな感染症でもいえることですが、ワクチンは、決して万能薬ではありません。完璧に感染をブロックする〝鉄壁の守り〟ではないのです。

むしろワクチンを打つことで免疫が下がったり、がんやエイズなど重篤な病気を引き起こしたり、「百害あって一利なし」ということもあります。この話についてはじっくり解説していきます。

◆新型コロナワクチンの知られざる裏の顔「イベント201」

誰もが知る一流企業、マイクロソフト社の共同創業者であるビル・ゲイツ氏は今から20年以上前に、パンデミックの脅威を警戒していたといいます。そして、ビル・ゲイツ氏と元妻メリンダ氏によって2000年に創設された世界最大の慈善基金団体「ビル&メリンダ・ゲイツ財団」は早くから感染症対策に取り組んでおり、なかでも特に力を入れていたのはワクチンの開発だったといわれています。

さらに2019年10月18日、ビル&メリンダ・ゲイツ財団は、ジョンズ・ホプキンス健康安全保障センター、WEF（世界経済フォーラム）とともに、「イベント201」を開催しています。ここではなんと、パンデミックのシミュレーションが行われていました。

確かに、パンデミックが世界規模で経済や社会に与える影響は非常に深刻です。それを緩和するには世界的に官民が協力し、影響を最小限にくい止める努力をしなければなりません。いってみれば、「イベント201」はそのための予行演習です。そしてそのわずか2カ月後、中国の武漢では未知のウイルスが人間に襲いかかり、新型コロナウイルスの感染は爆発的に拡大しました。

このタイミングは、ただの偶然なのでしょうか。それとも仕組まれた出来事なのでしょうか。

2020年4月、ビル&メリンダ・ゲイツ財団は、新型コロナウイルス対策のために、医療品の配備や、ワクチンや治療法の開発支援に向けて、1億5000万ドル（約160億円）を提供すると発表しました。同財団は、これまでも新型コロナウイルス感染症に対する取り組みへの支援として、莫大な資金を注ぎ込んでいます。それと同時に、製薬会社に多大な投資をしていたビル・ゲイツ氏が巨額の富を得たことは、疑いようのない事実です。

もう一つ、日本でも新型コロナウイルスの感染拡大に合わせて〝不思議な動き〟が見られました。

中国の武漢が都市封鎖をした2020年1月23日、日本では総合科学技術・イノベーション会議が開催され、ムーンショット目標における6つの項目が掲げられました。

そこでは「2050年までに、人が体、脳、空間、時間の制約から解放された社会を実現」「2050年までに、超早期に疾患の予測・予防をすることができる社会を実現」「2

０５０年までに、ＡＩとロボットの共進化により、自ら学習・行動し人と共生するロボットを実現」など、まるで未来の物語のような６つの項目が定められています。

その後、随時目標の数は増え、２０２２年９月現在に至るまで９つの目標が設定されました。

また具体的な施策としては、２０３０年までに一人で10体のアバターを操り、２０５０年までには新しい生活様式を実現することが目標とされています。

ムーンショット目標はそもそも、少子高齢化や人生１００年時代を見据え、新しい価値観のもとで誰もが幸せに生きることを実現するために企画されたもの。科学技術の力を借りて、サイバネティック・アバターを活用したり、人の能力拡張技術とＡＩロボット技術の活用による新サービスを創出したり、未来の日本を描き出しています。

このムーンショット目標が２０２０年1月という、まさにこれから新型コロナウイルス感染症が世界に蔓延していくというタイミングで発表されたのは、偶然や奇遇というより、完璧なシナリオのもとで演じられていたと感じるのは思い違いでしょうか。

ムーンショット目標を実現に移そうとすれば、当然、マイクロソフト社など多くのＩＴ企業が莫大な利益を得ます。それに人間は、アバターを通して日常を送るようになるのですから、病気やウイルス、細菌などに振り回される心配もなくなるでしょう。常に快適で、健康の不安もなく、寿命いっぱいまで長生きできる……。そんな時代があと30年もしたらやってくるのです。

新型コロナウイルスの感染拡大が、こうした社会の変化を加速させたことは、いうまでもありません。

２０２２年10月23日、「Catastrophic Contagion」という会議は、２０２５年にエンテロウイルスがパンデミックになることを想定して開催されました。

◆ワクチンを打つと遺伝情報が変わる？

今回、開発された新型コロナウイルスのワクチンは、ｍＲＮＡワクチンといって、従来のワクチンとは異なるしくみが特徴です。

従来の不活化ワクチン、組み換えタンパクワクチンなどは、ウイルスの一部からタンパク質を抽出し、それを体内に注射することで免疫をつくっていました。しかし、今回のｍＲＮＡワクチンは、これまでお話しした通り、ウイルスのタンパク質をつくるもとになる遺伝情報の一部（設計図）を注射します。すると、人間の体の中でウイルスのタンパク質の一部がつくられるため、それに対して抗体ができることで、免疫をつくるというしくみです。

新型コロナウイルス感染症に対する予防策として、初めてこのｍＲＮＡワクチンの名前が話題に上ったとき、多くの人が疑問に感じたのが、「このワクチンを注射することで、遺伝子が組み換わったり、将来的に体に変異が起きたりしないのだろうか。特に、これから生まれる子どもや子孫に影響を与えることはないのだろうか？」ということでした。

これに対し、厚生労働省はウェブサイトで、次のように説明しています。

「ｍＲＮＡ（メッセンジャーＲＮＡ）ワクチンで注射するｍＲＮＡは、数分から数日といった時間の経過とともに分解されていきます。また、ｍＲＮＡは、人の遺伝情報（ＤＮＡ）に組みこまれるものではありません。身体の中で、人の遺伝情報（ＤＮＡ）からｍＲＮＡがつくられる仕組みがありますが、情報の流れは一方通行で、逆にｍＲＮＡからはＤＮＡはつくられません。こうしたことから、ｍＲＮＡを注射することで、その情報が長期に残ったり、精子や卵子の遺伝情報に取り込まれることはないと考えられています。（原文ママ）」

この文章を読んで、「なんだ、mRNAワクチンを注射しても遺伝子が組み換わったり、将来に影響が及んだりすることはないのか。よかったぁ」と安心する方も多いでしょう。しかし、果たして本当にそうでしょうか？　確実に、将来にわたってmRNAワクチンは安全だと、一体、誰が言い切ることができるのでしょうか。

そもそもmRNAワクチンを開発したのは、ハンガリー人女性生化学者、カタリン・カリコー博士です。mRNAワクチンは体内で炎症反応を引き起こすため、臨床で使うには難しいと考えられていましたが、カリコー博士は、mRNAの構成要素の一つ「ウリジン」を「1メチルシュードウリジン」に置き換えると炎症反応が抑えられると指摘。これが今回のワクチン開発につながりました。

しかし、本来、mRNAワクチンは自己免疫疾患の治療薬として開発が進められていました。つまり、過剰な免疫を抑制するための治療薬として、自己免疫性脊髄炎やリウマチの患者のために開発が進められていたのです。ですから簡単にいえば、mRNAワクチンは「免疫を低下させるもの」なのです。

なぜ、mRNAワクチンが免疫を低下させるのかというと、「mRNAによってSタンパクが生成されると、それに対する抗体をつくるためにリンパ球数が減少する」「強力に免疫が反応した後、免疫の暴走を抑えるために制御性T細胞が集結し、免疫を抑制する」「ｍＲＮＡは自然免疫を制御する」などが理由として挙げられます。

こうしたことからも、「ｍＲＮＡワクチンを使うことに、そもそも感染を抑える意味がない。それどころか、自然免疫を邪魔したり抑制したりして、新型コロナウイルス感染症以外の感染症にもかかりやすくしてしまう」ということがわかるでしょう。

また、今回のｍＲＮＡワクチンは、人類史上初めて用いられるタイプのワクチンです。確かに、人間の遺伝子に変化が起こる可能性は極めて低いだろうと思われますが、実際のところ、ワクチンを注射したことで免疫が低下して、新型コロナウイルス感染症よりもっと重症度の高い、がんやエイズを発症したという人も決して少なくありません。

さらには、このワクチンの効果が一体どれくらい続くのか、中長期的な副反応がどうなるか、などについてはわかりません。もっといえば、このワクチン接種を受けることによって子や孫にどんな影響が及ぶかは誰にもわかりませんし、もし異常が現れたとしても、それがｍＲＮＡワクチンによるものだと証明するには、相当な苦労と時間が必要になるでしょう。

ｍＲＮＡワクチンは、逆転写酵素により細胞内の核に取り込まれることで、半永久的に

Sタンパクをつくり続けます。高知大学の研究者は、ワクチン接種後に皮膚症状が現れた患者の帯状疱疹の発疹の中にSタンパクを検出していますので、Sタンパクはすぐに分解されてなくなるものではないことがわかります。

mRNAワクチンによって、今後、どのような健康被害が及ぶのか、中長期的な視点からは、誰も想像することができないのです。

◆日本でもワクチン後遺症で集団訴訟になる可能性も

2021年11月、一つのニュースが世界を沸かせました。オーストラリアの国民約1万人が、新型コロナワクチンの接種後に重度の副反応を起こしたとして、連邦政府に補償を求める考えを示していることがわかった、というのです。

これに先立ち、オーストラリアの連邦政府は同年9月、同国で承認された新型コロナワクチンによる重篤な副反応に対する補償制度を開始しました。中程度から重度の副反応で苦しむ人を対象とし、TGA（薬品・医薬品行政局）が承認したワクチンによる副反応や健康被害が生じた人は、収入損失や医療費などの補償請求を連邦保健省のウェブサイトで申請登録できるようになったのです。

現地のニュースでは、重度の副反応が起きた人は少数でも、血栓、脳梗塞、がん、心疾患、呼吸困難、衰弱するほどの激しい頭痛、仕事に復帰できないなど、さまざまな症状が出ていると伝えられています。

こうした事態は、決して「対岸の火事」ではありません。日本でも同じようなことが起こり得るのです。

日本では「健康被害が予防接種によるものであると厚生労働大臣が認定したときは、予防接種法に基づく救済（医療費・障害年金等の給付）が受けられます」ということが、厚生労働省のウェブサイトで明言されています。すなわち、ワクチンの接種後に病院で治療が必要になったり、障害が残ってしまったりした場合、国が補償してくれるということです。

２０２２年7月、厚生労働省は、新型コロナワクチンの接種を受けた後に亡くなった90代の女性について、「接種が原因で死亡した可能性を否定できない」として法律に基づき死亡一時金を支給することを決定しました。これは、国内で初めての事例です。

おそらく、今後もこうした事例が増えていくのではないかと予想されます。もちろん、国が「接種が原因で死亡した可能性を否定できない」と認めた場合に限られますし、すべての訴訟に対して死亡一時金をはじめ、給付金が支払われるとは限りません。

事実、2021年5月には、北海道旭川市の旭川赤十字病院で新型コロナウイルスのワクチン接種を受けて、その翌日に40代男性が死亡しましたが、病院は「因果関係はない」と見ていったん国への報告を見送りました。しかし、遺族からの「国に伝えてほしい。そして、今後の研究に生かしてもらいたい」という強い要望を受け、死亡例として国に報告するに至りました。この事例では、国から遺族に対して死亡一時金が支払われていません。

現在のところ、アナフィラキシー以外の重大な副反応については明確にわかっていないため、新型コロナワクチンの接種後に亡くなったとしても、それがワクチンのせいなのかどうか、はっきりわからないのです。

日本では、健康被害救済制度が設けられているにもかかわらず、ワクチンの副反応としての認定基準が明確に定められていません。特に、今回のように、日本全国で一度に何千万件ものワクチン接種を実施すれば、なかには予測不能な出来事も起こり得ます。

重篤な副反応の数も、相当なものになるかもしれません。しかし、その症状がワクチンの副反応かどうか、明確な認定基準が定められていないのですから、訴訟は一気に増えるでしょう。

加えて、日本の救済制度は「無過失補償」を謳《うた》っています。これは、ワクチンを製造した製薬会社やそれを承認した国の過失を立証する必要がない、ということです。そうなれば、訴訟に対するハードルは大幅に下がり、ワクチン訴訟が乱発することは想像に難くありません。

今から数年後には、日本ではあちこちの裁判所でワクチン訴訟が起きているでしょう。集団訴訟も多く、泥沼化することも予想されます。

コロナ禍が一段落したら、今度はワクチン訴訟。まだまだ、新型コロナ問題が長く尾を引くことは間違いありません。

◆子どもにワクチンを打つべきか、やめておくべきか

新型コロナワクチンの接種において、争論になるテーマの一つが「子どもに対して接種すべきか？」ということです。

現在、日本において新型コロナワクチンの小児接種の対象は、原則、日本国内に住民登録のある5～11歳の子どもで、ファイザー社のワクチンを3回、接種することが認められています。

日本で子ども向けに使用されているワクチンは、投与量が大人向けに比べて控えめで、大人が1回0・3㎖であるのに対し、子どもは1回0・2㎖となっています。また、主成分であるmRNAの含有量は、大人の30㎍に対して3分の1の量の10㎍です。

子どもへのワクチン接種に対し、日本小児科学会はどう考えているのか。2022年1月19日、同学会が発表した内容を要約すると、次のようになります。

- 全年齢において感染者数が増加した場合、ワクチン未接種の小児が占める割合が上昇。小児の中等症や重症の症例が増えることが予想される
- 特に、2歳未満と基礎疾患のある小児患者で重症化のリスクが高い
- アメリカの5～11歳の接種の結果では、接種後の発熱は1回目接種後7・9％、2回目接種後13・4％
- 副反応は非重篤なものが97・6％。重篤な副反応は2・4％、そのうち11例が心筋炎の発症。だが全員が回復

・メリット（発症予防）とデメリット（副反応など）を十分理解し、きめ細かな対応が
　必要であるが、健康な子どもへの接種は意義がある
つまり、「子どもに対しても副反応のリスクはあっても、ワクチン接種は非常に有意義である」というのです。

また、2022年9月6日、厚生労働省は5～11歳の子どもに対するワクチン接種を「努力義務」としました。「努力義務」とは、接種を受けるよう努めなければならないとする予防接種法の規定です。

風疹など定期接種のワクチンの多くも、「努力義務」です。接種を受けるかどうかは、あくまで本人や保護者に選択権が委ねられていますが、いってみれば、「できるだけ受けてほしい」という、強いお願いということです。

これに対し、医師の見解はさまざまであり、実際、多くの医師が、自発的に5～11歳の子どもへのワクチン接種中止を求める要望を提出しています。そして保護者たちも、受けるべきか、やめておくべきか、正解が見えないなかで戸惑っています。

では、世界ではどのようになっているかというと、例えばアメリカやカナダ、フランス、イスラエルなどではすべての小児に対して接種を推奨しています。イギリスでも、重

症化リスクが高い小児や免疫不全者と同居している小児は接種可能とされています。

しかしその一方で、子どもへのワクチン接種に対して懐疑的になっている保護者が多いことも、見逃してはなりません。

２０２２年7月、カリフォルニア州に拠点を置く非営利団体のカイザー・ファミリー財団が、５歳未満の子どもをもつアメリカ人の成人１８４７人を対象に、同月7～17日に実施した新型コロナワクチンに関する意識調査の結果を発表しました。

これによると、生後6カ月～4歳までの子どもに「すでにワクチンを接種させた」が7%、「まもなく接種させる」が10%、「様子を見ている」が27%、「必要な場合に限って接種させる」が13%、「間違いなく接種させない」が43%でした。

また、子どものワクチン接種を予定していない保護者に理由を尋ねると、「時期尚早、試験・研究が不十分」（19%）、「副反応が心配」（14%）、「安全性を懸念」（13%）、「不必要、新型コロナウイルス感染症を心配していない」（11%）という回答だったそうです。

さらに、ワクチン未接種の保護者のうち、89%はワクチンの長期的な影響について十分に知らないことを懸念しており、副反応を心配する人も83%に上ったといいます。

こうした心情はアメリカのみならず、世界共通のものではないでしょうか。

大人でも、新型コロナワクチンが与える長期的な影響について、とても不安に感じているのです。そのため、一般の人より多くの情報をもち、既得権益を守りたいごく一部の有力者たちは、ワクチンを打つことを回避しているのです。

ファイザー社の社長でさえ、「あなたはワクチン接種を受けたのですか?」とマスコミに聞かれたとき、「いや、自分は健康だからワクチンを打たなくていい」と明言していたくらいですから、ワクチンがもつ危険性は甘く見てはならないということがわかるでしょう。

日本ではそれほど話題になることはありませんが、実際、世界では新型コロナワクチンによる重篤な副反応が深刻化しています。残念なことに、その被害者の多くは子どもたちである、という事実を見過ごしてはなりません。

◆世界で急増している小児肝炎について

2022年4月15日に、イギリスにおける原因不明の急性肝炎が明らかになって以来、幼児の間で原因不明の急性肝炎の症例報告が続いています。

WHO（世界保健機関）が設定した症例定義に合致した症例は、WHO管轄5地域において同年7月8日までに1010例（可能性例）が報告されています。報告したのは35カ国で、ほぼ半分はヨーロッパ地域からです。

そして、もっとも多く報告している国はアメリカの334例であり、その次がイギリスの272例、メキシコが69例、その次はなんと日本で、67例となっています。

なぜ、急性肝炎の子どもたちが増えているのでしょうか。

そもそも肝炎とは、肝臓が障害を受けて、皮膚が黄色くなる黄疸の症状が出たり、尿がオレンジ色になったりする病気のことです。そのほか、倦怠感や食欲不振も起きたりします。

通常、肝炎として知られているのは、食べ物からうつるA型や、輸血などでうつるB型やC型で、そのほかにもD型、E型があります。

しかし、今回見つかった肝炎は、それらのどれにも当てはまらない新しいもの。いわば、未知の肝炎が増えているのです。

一部のメディアは、新型コロナワクチンの副反応として子どもの急性肝炎が増えていると報じていますが、現在まで、ワクチンと急性肝炎の関係性は明らかになっておらず、エビデンスもまだ確立されていません。

しかし、研究によると、イギリスで急性肝炎を発症した子どもの多くが、イギリス製のアストラゼネカ社のワクチンを打っているということがわかっており、何らかの関係性があるのではと見られています。

つまり、アストラゼネカ社のワクチンを接種することで、体内でそれに対する抗体ができ、これが肝臓に交差反応を生じさせて急性肝炎を引き起こしているのではないか、というのです。

アストラゼネカ社のワクチンは、ファイザー社やモデルナ社のｍＲＮＡワクチンとは異なり、ウイルスベクターというタイプのワクチンです。ウイルスベクターは、新型コロナウイルスのＳタンパクのアミノ酸配列をコードする遺伝子を、サルアデノウイルスに組み込んでいます。サルアデノウイルスとは、風邪のウイルスであるアデノウイルスを、増殖できないように遺伝子組み換えしたものです。無害化しているとはいえ、アデノウイルスは病原体ですから、どうしてそれをワクチンとして活用するのか、私にはまったく理解ができません。

急性肝炎を引き起こした子どもの体内からは、アデノウイルスがもっとも多く検出されています。これは、アストラゼネカ社のワクチンとの因果関係を疑うのに足る証拠といえるかもしれません。

先ほど、2022年7月8日現在、WHO管轄5地域35カ国から、小児の原因不明の重症急性肝炎が認められた数は1010例に上ると述べましたが、そのなかで22例が死亡しています。

こういった実情を踏まえてもなお、子どもに対してワクチン接種を推奨すべきか。それは本当に努力義務に当たるのか、いま一度考えてもよいのではないでしょうか。

◆新型コロナワクチンの副反応でエイズ患者が増えている

新型コロナワクチンの副反応についてはファイザー社の資料が開示され、1291種類あることが判明しました。一つ一つ取り上げるとキリがないほど、世界各地でさまざまな事実が報告されています。

発熱や頭痛でおさまるならまだよいほうで、「手足が思うように動かない」「認知機能が低下し、人の話を理解できない」「強い倦怠感があり、寝たきりになる」などの症状に悩まされる人もいます。ひどい場合にはクロイツフェルト・ヤコブ病（神経難病の一つ。めまいやもの忘れから始まって急速に進行し、発症して6カ月～1年で寝たきりになり、やがて肺炎などを合併し死に至る）と診断され、亡くなった人もいます。

こうしたことが日本で起こっているにもかかわらず、日本政府はいまだ、新型コロナワクチンとそうした疾患の関連性を認めていません。厚生労働省の発表によると、日本でワクチン接種を受けた直後に亡くなった人の数は、１８００人以上です（２０２２年9月26日現在）。しかし実際は、もっと多くの人がワクチン接種後に亡くなり、その10倍以上の人がワクチンによる後遺症に悩まされていると考えて間違いありません。

新型コロナワクチンによる後遺症のなかで、注目したいのが「ワクチン後天性免疫不全症候群」いわゆる「ＶＡＩＤＳ」です。

「後天性免疫不全症候群」とは、「エイズ」の名前で知られている病気です。一般に「エイズ」とはヒト免疫不全ウイルス（ＨＩＶ）に感染することによって、体の免疫機能が破壊され、さまざまな疾患を発症することの総称で、健康な人なら感染しないような病原体に感染したり（日和見感染）、免疫力が低下することで悪性腫瘍が急激に出現したり、神経障害などが起きたりする病気です。

図表3 ワクチン接種による副反応

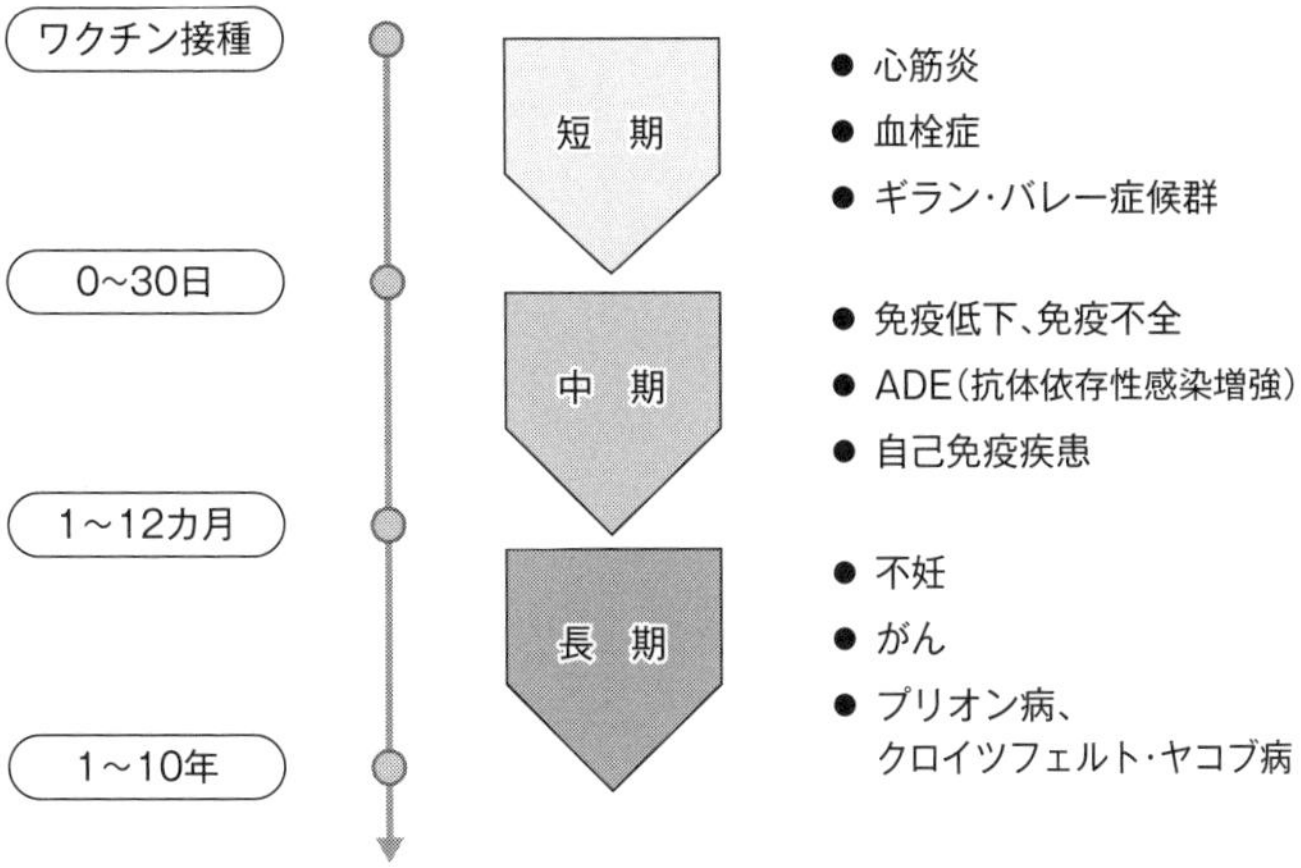

エイズといえば、性行為や血液を介して、あるいは母子間などで感染するのが一般的です。しかし怖いことに、ｍＲＮＡワクチンを繰り返し打ち続けることで、エイズのような病態に至ることがあるのです。ワクチン（Vaccine）接種によって引き起こされる免疫不全（エイズ）ということで、「ＶＡＩＤＳ（Ｖエイズ）」と呼ばれています。

一体なぜ、ｍＲＮＡワクチンを繰り返し打つことでＶエイズになるのでしょうか。それは、ｍＲＮＡワクチンを接種したとき、体内で起きることを考えれば容易に理解できます。

ｍＲＮＡワクチンを接種すると、通常なら病原体によって産生されるはずのタンパク質が体内で生成され、それに対抗するため、体内では新型コロナウイルスに対する抗体が急激につくられます。このとき、体の免疫細胞の気持ちを代弁すれば、それはもう、のんびりくつろいでいたところを急襲されたような衝撃です。

免疫細胞には恒常性という性格があり、安定した状態を長く継続させることを第一に活動しています。そこへ突如、未知の敵が襲ってくるのです。免疫細胞はびっくりしながらも、命を守るために必死で働き、抗体をつくります。

そうしたことが、ワクチンを接種するたびに何度も繰り返されるのです。当然、免疫細胞は疲弊してしまいます。２０２２年6月、岡村記念病院の山本賢二医師はウイルス学専門誌に次のような記事を寄稿しています。

「新型コロナワクチンを2回接種後、8カ月後にワクチン接種者の免疫機能を調べると、ワクチンを接種していない個人の免疫機能よりも低いことを示しました」

さらに、それより5カ月前の２０２２年1月には、ＥＵ（ヨーロッパ連合）の医薬品規制当局は、「新型コロナワクチンのブースター（追加免疫）接種を頻繁に行うと免疫反応に悪影響を及ぼす恐れがある」と警告しています。

Ｖエイズは、免疫機能が低下していることによって発症するリスクが高まる疾患のうち、もっとも恐ろしいものの一つです。従来のエイズは、世界の医療技術が進化したことにより、死なずに済む病気になりましたが、Vエイズは特効薬が開発されるどころか、治療法も確立していません。どんどん免疫が落ちていき、さまざまな感染症にかかっても、打つ手がないのが現状です。

◆ワクチン接種が原因と思われるがんの2つの特徴

もう一つ、エイズのほかに新型コロナワクチンとの関連が指摘されている重大な病気に、「がん」があります。なんと、新型コロナワクチンを打つと、がんを発症するリスクが上がるというのです。

2021年12月6日付の「GreatGameIndia」によれば、スウェーデンの主要な研究が「新型コロナワクチンによって誘発されるSタンパクが免疫系を弱め、がんを発症する可能性がある」ということを明らかにしたというのです。

新型コロナワクチンを打つと、体内でSタンパクがつくられることは、すでにご説明した通りですが、今回の研究で、Sタンパクが細胞核に侵入し、DNAが損傷を修復する機能を妨げることがわかりました。

ＤＮＡの損傷を正しく修復することができないということは、獲得免疫がうまく働かなくなるということです。なぜなら、一度侵入した病原体が獲得免疫によって退治されるには、ＤＮＡが深く関わっているからです。つまり、ＤＮＡがダメージを受ければ、獲得免疫の機能も低下するということなのです。

それだけでなく、ＤＮＡが損傷を修復することができなければ、異常ながん細胞が形成されてしまうリスクも上昇します。

私のクリニックでは、新型コロナワクチンをただの一度も患者さんに接種していません。クリニックとしては、ワクチンを打てば打つほど利益が上がりますし、患者さんにも、もしかしたら喜ばれるかもしれません。しかし、私は新型コロナワクチンが登場したときから、「なんて危険なものを使うのか」と恐ろしくなりましたし、このワクチンが人間にもたらす影響は、さまざまな研究や論文を待たずとも明らかでした。

実際、私のクリニックにも新型コロナワクチンが原因と思われるがん患者が増えています。その人たちの特徴は、短期間のうちに複数のがんが見つかり、しかも、それらはどこかの原発巣から転移したがんではなく、各々育った原発がんという点です。こうしたことが起きるのは、何らかの原因で患者さんの免疫力が急激に低下したからとしか思えません。

新型コロナワクチンを原因として、急速に体内で生育するがんを「ターボがん」といいます。

このような現状があるにもかかわらず、多くの医師や団体は「がん患者は新型コロナウイルスに感染すると重症化のリスクがある。だからワクチンを打ちましょう」と、積極的に推奨しています。

ターボがんやVエイズという現状を知っても、なお、新型コロナワクチンを打ちたいと思いますか？

その答えは人それぞれですが、冷静に考えてみれば、「なぜ、わざわざ免疫力を低下させるワクチンを打たなければならないのだろう」と、おのずと疑問がわくはずです。

第3章

ＣＢＤが新型コロナウイルスの増殖を抑える

◆CBDとコロナについて、シカゴ大学からの報告

新型コロナウイルスのワクチン接種が進んでも感染拡大がなかなかおさまらないなか、新型コロナウイルスの脅威を抑制させる成分として、今、CBDに注目が集まっています。

CBDについては「まえがき」で少し触れましたが、カンナビジオール（Cannabidiol）の略称で、大麻草（カンナビス／Cannabis）からとれる天然成分です。

日本ではまだなじみがありませんが、欧米では、新型コロナウイルスが世界を席巻する直前あたりに、健康・美容業界でCBDのブームが巻き起こっています。なぜかというと、CBDには、免疫機能を上げ、心身をリラックスさせる抗不安効果があるからです。

さらに2021年には、CBDが新型コロナウイルス感染症対策としても有効だとする論文が、シカゴ大学から発表されています。

発表の内容を3つのポイントに分けてご紹介しましょう。

(1)ＣＢＤにはウイルスの増殖を抑える効果がある

試験管内で、新型コロナウイルスに感染させた細胞とＣＢＤを混ぜ合わせる実験が行われました。その結果、ＣＢＤの濃度が高ければ高いほど、ウイルスに感染した細胞が減り、ウイルスの増殖が抑えられることがわかりました。

また、シカゴ大学とは別に行われた研究の結果、ＣＢＤは変異ウイルスに有効であることも示唆されています。

(2)ＣＢＤは体の免疫低下を抑えてくれる

新型コロナウイルスは、私たちの体に備わっている「インターフェロン応答」を阻害するタンパク質をもっていることが知られています。

「インターフェロン応答」とは、ウイルスや病原菌に応答して働く防御機構のこと。「インターフェロン」は、ウイルス感染を感知した際に産生される物質ですが、このインターフェロンの働きが阻害されて免疫反応が抑えられてしまうと、症状が重症化しやすいと考えられています。

そのため、万が一ウイルスや病原体が体内に侵入した場合、インターフェロン応答が正しく作用することが求められることになりますが、シカゴ大学の研究の結果、CBDがそのための役に立つことがわかっています。なぜかというと、CBDには、新型コロナウイルスがもつやっかいなタンパク質を中和してくれる作用があるからです。つまり、万が一新型コロナウイルスが体内に侵入しても、重症化は免れやすいということです。

(3)CBDの使用者にコロナの感染者は少ない

シカゴ大学のカルテ、9万3000人分を調査したところ、CBDを使っていない人の感染率は12・2%だったのに対して、使っている人の感染率は1・2%だということがわかりました。つまり、CBD使用者の感染率は、使用していない人のわずか10分の1。格段に低いことが明らかになったのです。

これほどはっきりとしたデータが出ているのに、日本では取り上げるメディアがまったくないことは非常に残念です。日本のメディアがこのことを大々的に報道しないのは、CBDが大麻成分であることから「大麻取締法」を連想して、〝関わらないほうが無難〟と判断されているためでしょう。

しかし、科学的な証明が積み上がるにつれ、この壁は、徐々に崩されていくに違いありません。そして、新型コロナウイルスの沈静化に有効な薬として、日本でもＣＢＤの認知が広がっていくでしょう。

厚生労働省は大麻取締法改正の方向性を、２０２２年9月29日に取りまとめており、今後、医療用大麻解禁の方向にいくものと思われます。

◆コロナの変異株にもＣＢＤが有効

新型コロナウイルスは、表面に「スパイクタンパク質」と呼ばれるトゲを有しています。そのトゲが、人間の体内に存在する「ＡＣＥ２受容体」と結合して細胞内に侵入すると感染するのですが、体内に抗体があれば、抗体がトゲの部分にくっついて、新型コロナウイルスとＡＣＥ２受容体との結合を妨げてくれます。

しかし、新型コロナワクチンの接種によってウイルスに対する抗体が産生されたとしても、その抗体は変異株に対しては有効ではありません。なぜなら、変異株はトゲの形状も変化しているからです。

図表4 スパイクタンパク質と受容体

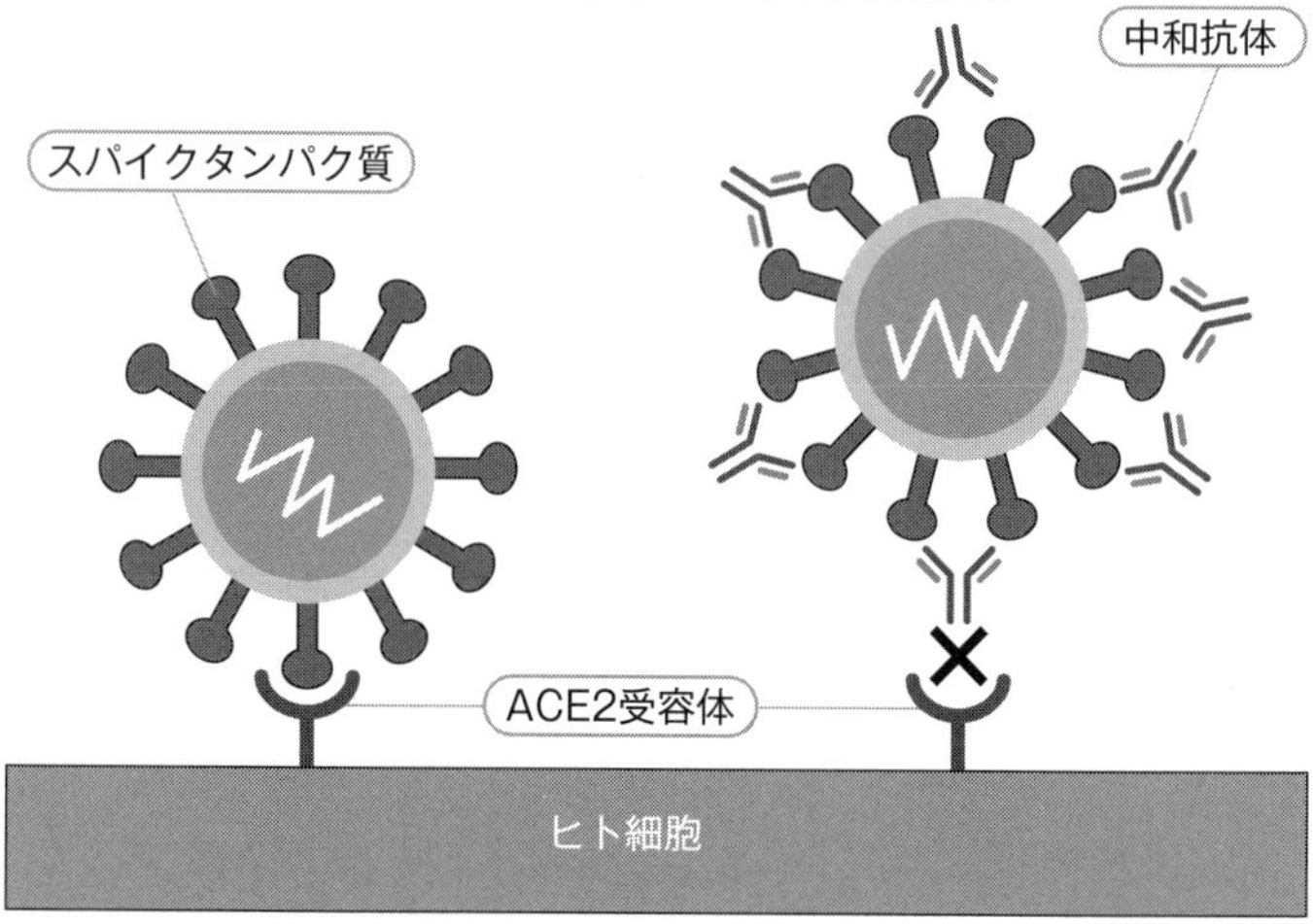

一方、免疫力強化に役立つCBDなら、従来の新型コロナウイルスに対しても変異株に対しても、同じように効果を発揮することが期待できます。

ACE2受容体は、脳や肺や消化器、血管など体のいたるところに存在しますが、新型コロナウイルスがそのうちのどこかに結合して症状が現れたとしても、免疫力が高い状態であれば悪化しにくいのです。

さらに最近では、新型コロナウイルスと大麻成分との相関性に関しても、興味深い研究結果が発表されています。

オレゴン州立大学とオレゴン健康科学大学からなる研究チームによって行われた共同研究で、大麻草に含まれているCBGA（カンナビゲロール酸）とＣＢＤＡ（カンナビジオール酸）がＳタンパクと結合することで、ウイルスがヒトの表皮細胞に感染しにくくなると確認されたというのです。

この発表は２０２２年１月10日に行われたばかりで、さらなる科学的検証が必要ですが、今後の研究における大きな指針となることは間違いありません。

◆植物由来のＣＢＤには副作用がほとんどない

ＣＢＤがウイルスの増殖を抑えて免疫低下を抑止してくれるとあれば、積極的に摂取したいと考える人は多いでしょう。

ＣＢＤを摂取すると、体内の細胞が活性化します。細胞が活性化すると、次のような効果が期待できるとされています。

●睡眠の質が上がる

ＣＢＤの効果としてよく知られているのが、「睡眠の質改善」です。睡眠前にＣＢＤを摂取することによって、ノンレム睡眠におけるいくつかの段階のなかでも、もっとも深く寝入った状態へと促されやすくなることから、ＣＢＤを含有した睡眠関連サプリメントは、さまざまに展開されるようになりました。

「布団に入ってもなかなか眠りにつけない」「睡眠が浅くて疲れがとれない」「たくさん寝ても疲れがとれない」などの悩みが解消されると、心身ともに健康な状態をキープしやすくなります。仕事もプライベートも、今以上に充実することが期待できるでしょう。

●集中力がアップする

摂取したＣＢＤの作用によって、体内の筋肉が緩みます。心身ともにリラックスすることができるため、自然と集中力がアップします。

●痛みや炎症を緩和する

慢性的な肉体疲労や、肉体労働後の筋肉痛を軽減したいときにも、ＣＢＤを摂取することは有効です。

●ストレスを緩和する

ＣＢＤは、肉体だけでなく、心の疲労にも作用してくれます。ストレスの影響で自律神経のバランスが崩れると、体にさまざまな不調が起こりやすくなりますが、日ごろからＣＢＤを摂取して細胞を活性化させておけば、ストレスが溜まりにくい状態を維持できます。

このように、さまざまな効果が期待できるとなると、「副作用もあるのでは？」と気になる人もいるかもしれませんが、植物由来のＣＢＤにはほとんど副作用がないのも特徴です。

また、大麻草から抽出される成分と聞くと、「薬物として知られるマリファナは大麻草のことだよね？　所持していると罰せられるのでは？」と思うかもしれませんが、その点も心配いりません。

確かにマリファナと大麻草は同じ植物を指しますが、いわゆる（日本における）違法薬物のように、精神状態を「ハイ」にする目的で使用する場合は、マリファナの中のＴＨＣ（テトラヒドロカンナビノール）という成分が含まれています。市販されているＣＢＤ製品には、基本的にＴＨＣは含まれていないことが前提になっているため、違法性も向精神作用も依存性もありません。

◆同じ大麻成分でもＴＨＣは規制の対象になる

２０２２年９月29日、厚生労働省によって、「大麻取締法」ならびに「麻薬及び向精神薬取締法」の改正に向けた基本的な方向性に関する議論の取りまとめ案が発表されました。

それによると、大麻草に関する規制が、「部位規制」から「成分規制」へと変更される可能性が高いとのこと。これまでは、「花穂」「葉・未成熟の茎」「成熟した茎から分離した樹脂」「根」は規制対象で、「種子」および「成熟した茎（樹脂を除く）」は規制の対象外でした。この分け方の場合、製品ごとの大麻草の成分含有量の基準が曖昧となるためです。

なぜ大麻草の部位ではなく、成分できっちり分けようとしているのかというと、ＣＢＤは、これまで説明してきた通り、心身にさまざまなよい効果をもたらすだけでなく、病気の症状を緩和することも認められている一方で、同じく大麻成分であるＴＨＣは精神活性作用が強く、依存性も高いとされているからです。

図表5 大麻取締法が規制する大麻草の部位

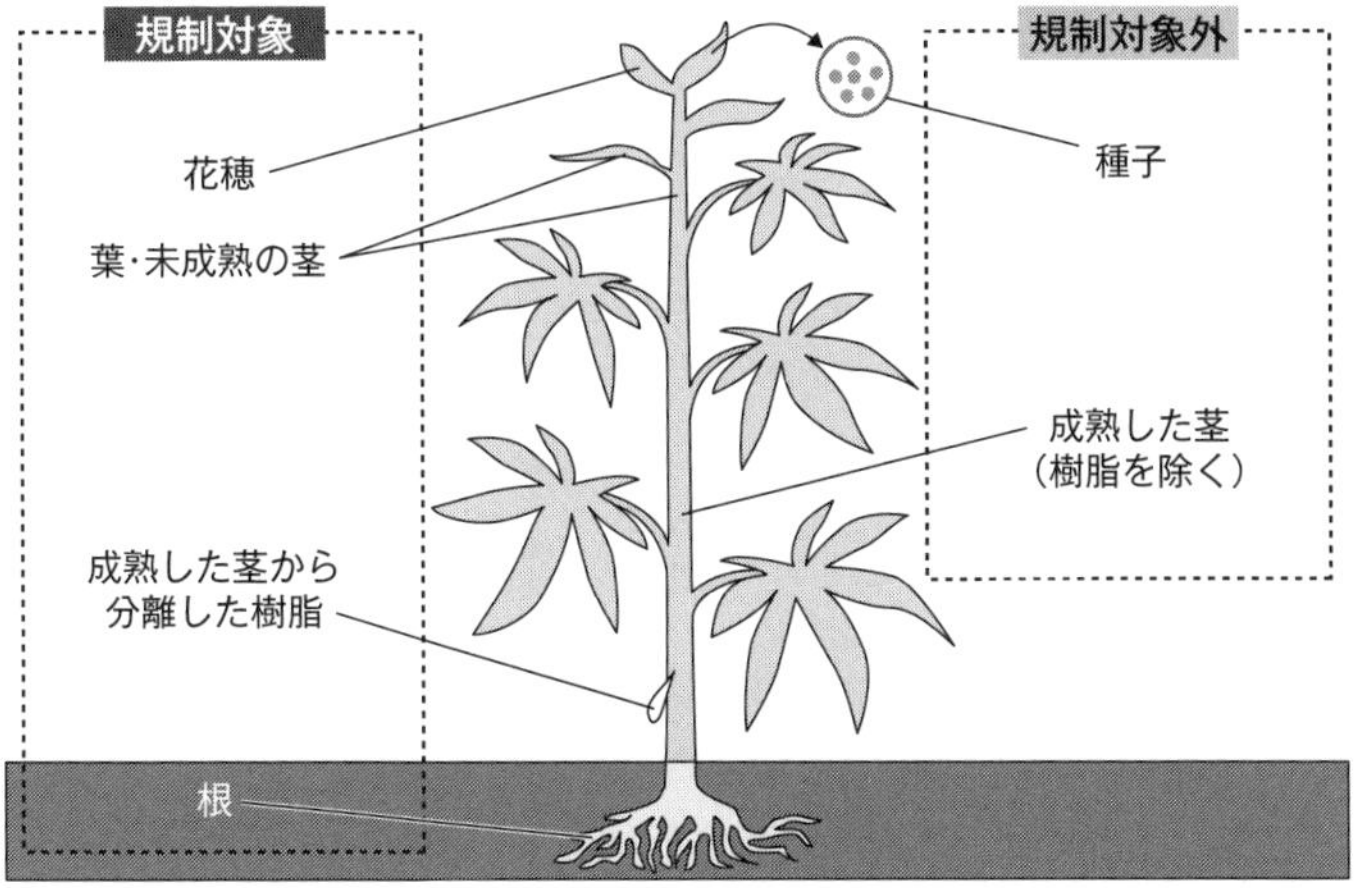

出所:厚生労働省の資料をもとに作成

これまでにも、「ＴＨＣが含まれている部位はＮＧ」とされていましたが、今後は規制をより明確にしていこうという流れで国が動いているというわけです。

ＴＨＣのように精神活性作用が強いと、視覚や聴覚、味覚などがいつも以上に強く働いたり、気分が高揚したり、欲求が高まったりします。いわゆる「ハイ」な状態になります。また、依存性があるため、摂取をやめると禁断症状が出たり、継続して摂取することで精神や脳機能に悪影響を及ぼしたりする可能性もあります。

ただし、こうしたデメリットが注目されやすいとはいえ、ＴＨＣにも摂取することによるメリットがあります。鎮痛作用、鎮静作

図表6 CBDとTHC

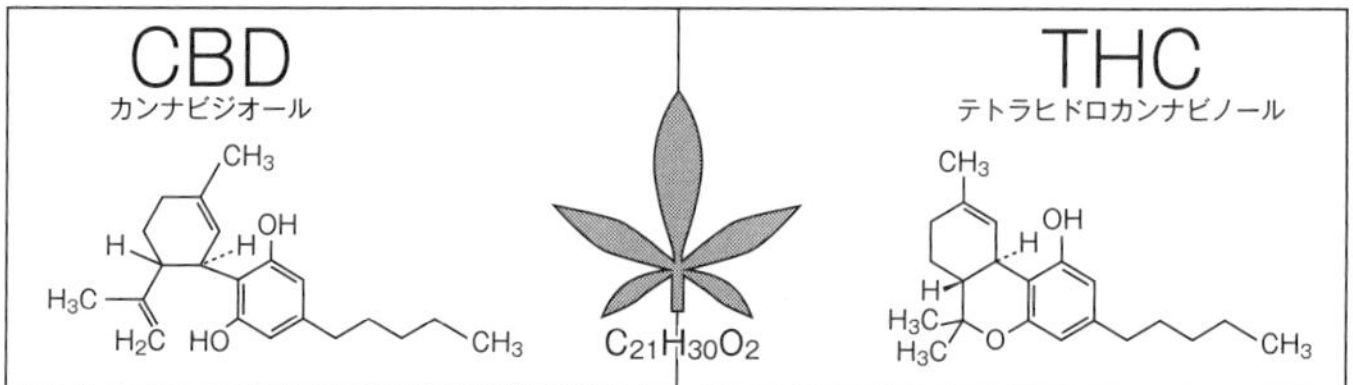

CBD	THC
非精神活性作用	精神活性作用
リラックス作用	「ハイ」にする作用
主な作用 うつ・不安・パニック障害・痛み・肌トラブル・不眠症など、数々の諸症状への作用	主な作用 鎮痛・催眠・食欲増進・抗がんの作用があり、海外では医療用大麻が承認（日本では未承認）
副作用 下痢・口渇・強い眠気・食欲の変化などがあるが、軽度のため、心身への悪影響はほとんど報告されていない	副作用 依存症・脳や精神への悪影響、記憶障害・問題解決能力低下・運動機能の障害・吐き気など

用、催眠作用、食欲増進作用のほか、抗がん作用なども期待できるとされているため、カナダなどでは医療目的でＴＨＣを摂取することが認められています。

しかし、前述の通り、日本ではＴＨＣは摂取することも販売することも認められていないため、製品の購入や使用の際には注意が必要です。特に、海外から輸入されたものはＴＨＣフリーではない場合もあることを、消費者も認識しておくことが大切です。

また、厚生労働省は、ＴＨＣだけでなく、ＨＨＣ（ヘキサヒドロカンナビノール）、ＴＨＣＰ（テトラヒドロカンナビフォロール）についても規制を明確化しています。２０２２年３月、危険ドラッグの成分６物質を新たに指

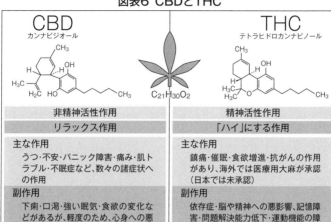

定薬物とした旨が省令発表されましたが、どちらもここに含まれます。

ＨＨＣは、ＣＢＤやＴＨＣと同じく、カンナビノイド（大麻草に含まれる化学物質の総称）の一種です。ただし、自然界で生成される量はごくわずかで、現状、世の中に出回っているＨＨＣ製品に使われているＨＨＣは、すべてＣＢＤやＴＨＣを「水素化」することによってつくられます。

ＨＨＣが初めて水素化によってつくられたのは１９４０年代ですが、アメリカでは２０２１年末ごろから認知されるようになり、日本では２０２２年に入ってから存在を知られるようになりました。

ただし、前述の通り、日本においてはＨＨＣの使用は禁止されています。今後、医療分野で有用になるかもしれないとはいわれているものの、今はまだ私たちはその恩恵に与《あずか》ることはできません。ＴＨＣより向精神効果が高いとされるＴＨＣＰに関しても同じことがいえます。

◆CBD製品には3種類の製法がある

ＣＢＤ製品には、「アイソレート」「ブロードスペクトラム」「フルスペクトラム」のいずれかの単語が記されていることがあります。これらは何を意味するのかというと、そのＣＢＤ製品がどのようにしてつくられたものであるのかを示しているのです。

アイソレート（Isolate）を日本語にすると「隔離、分離」のことです。

大麻草には、ＣＢＤやＴＨＣをはじめとするカンナビノイド成分が１００種類以上含まれているだけでなく、テルペンやミネラルなどの成分も数百種類含まれています。そうした多様な成分から、ＣＢＤだけを抽出する製法のことを「アイソレート」と呼ぶのです。「アイソレート」と記されているＣＢＤ製品は、ＣＢＤの純度99％とされており、基本的にＣＢＤ以外の成分は含まれていません。そのため、ドーピングにも該当しないので、アイソレート製法のＣＢＤ製品を愛用しているアスリートも多いといいます。

また、麻特有の風味や苦みはほとんど感じられないため、ＣＢＤ製品の独特のニオイが苦手という人やＣＢＤ初心者にもおすすめです。

図表7 CBD製品の製法

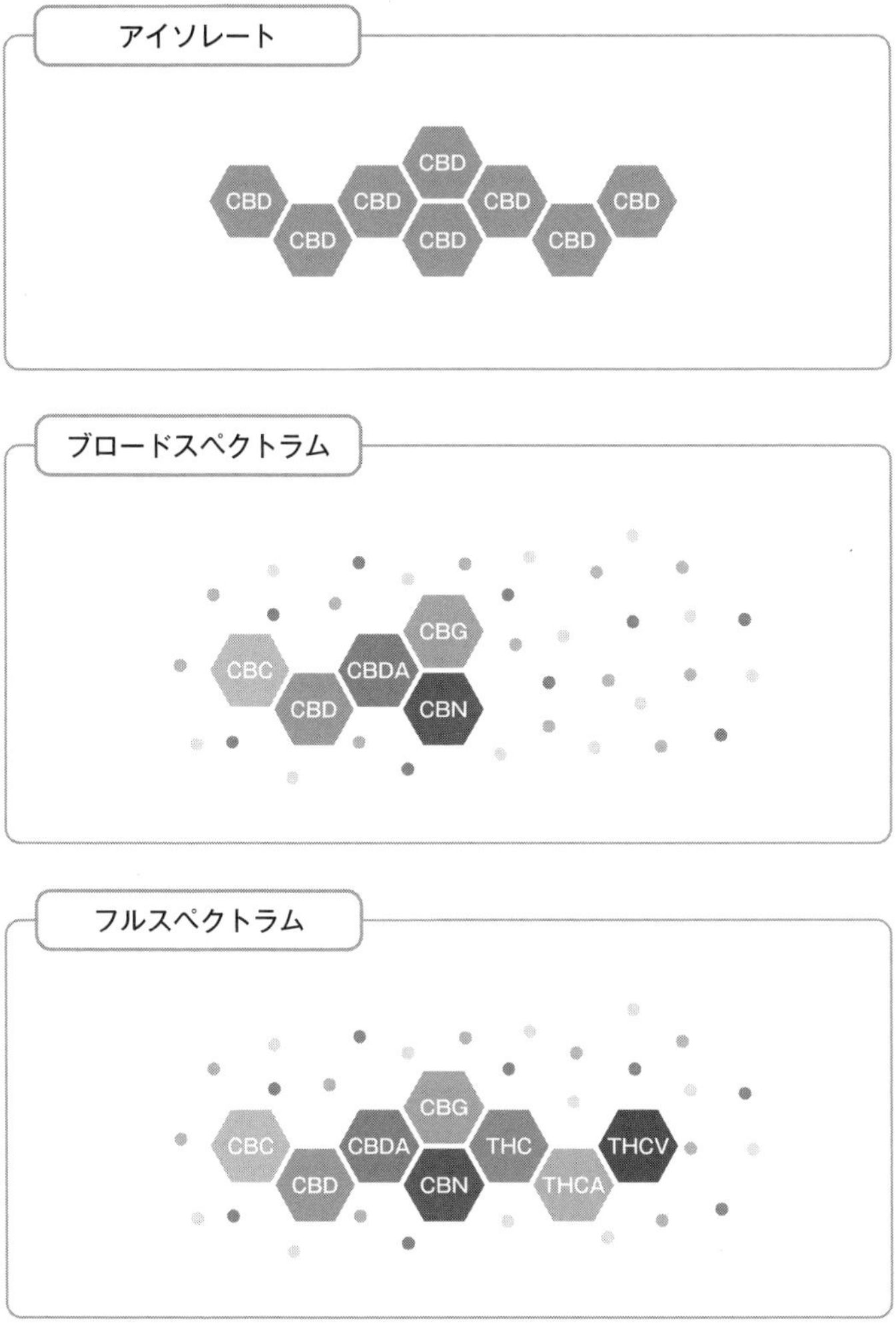

ブロードスペクトラム（Broad Spectrum）とは、「広範囲、広分野」という意味です。CBD以外のさまざまな成分を含んだCBD製品に記されている言葉です。ただし、THCは含まれていません。「ブロードスペクトラム」と記されたCBD製品には、THCのみを除去したものもあれば、テルペンやミネラルなどのうち、いくつかの成分が含まれているものもあります。そのため、ブロードスペクトラムの明確な定義はあるとはいえませんが、少なくともTHCは除去されているので安心です。

味覚的な面からいうと、アイソレートとは異なり、麻特有の風味や苦みが残っているので、それを苦手だと感じる人もいるかもしれません。

フルスペクトラム（Full Spectrum）は日本語で「全範囲、全領域」という意味になります。つまり、〝THCも含んだ〟すべての成分を含有しているということです。当然、THCの所持も摂取も認められていない日本では、フルスペクトラムのCBD製品は基本的には販売されていません。

3種類の製法を確認したところで気になるのが、では「どの製法でつくられたものを摂取するのが一番いいの？」ということでしょう。

といっても、日本ではフルスペクトラムのCBDを摂取することはできませんので、アイソレートとブロードスペクトラムの二択ということになります。

結論からいうと、どちらが合っているかは個人の体質や嗜好にもよりますし、製品ごとのCBD含有率やCBDのクオリティそのものによりけりですので、どちらがいいと断定することはできません。

ただし、CBDは単独で摂取するよりも、大麻草に含まれているその他の植物性化合物と一緒に摂取することによって効果が高まることは報告されています。これを「アントラージュ効果」といいますが、アントラージュ効果については次で詳しく説明しましょう。

◆薬理効果が高まる「アントラージュ効果」とは

皆さんは、「コンパニオンプランツ」をご存じでしょうか？　「共生植物」「共存作物」と訳され、異なる種類の植物を一緒に植えることで病害虫の発生が抑えられたり、成長が促進されたりするといったよい影響を与え合うこと、またはそれらの植物を指します。

例えば、ナスとショウガを一緒に植えると、生物相が豊かになって害虫による被害が抑えられます。キュウリと長ネギをコンビにすると、病原菌の発生が抑えられ、お互いの生育を促進します。

これを人間の体に置き換えて考えると、例えば「食べ合わせがよいものを一緒に摂取すれば、消化が助けられる」ということがあるでしょう。

なぜこのような話をするかというと、ＣＢＤも、相性のよいものと組み合わせて摂取すると、相乗効果が期待できるということをお伝えするためです。しかも、ＣＢＤを他の成分と組み合わせることによって生まれる相乗効果はとても大きく、もともとの効果を何倍にも跳ね上げるといわれるほどです。医学的にも注目されているその効果は、「アントラージュ効果」と呼ばれています。「アントラージュ」の語源はフランス語で、「取り巻き」「周囲」という意味があるそうです。

大麻草には、ＣＢＤに代表されるカンナビノイドをはじめ、テルペン、フラボノイドなど４００種類以上の化学物質が含まれています。

それらの成分が混ざり合うと、個々の薬理効果がさらに高まることがわかっています。

例えばテルペンもその一つ。テルペンとは、香りがよく、リラックス効果や血圧を下げる働きが認められることから、アロマセラピーや香水に使われることが多い成分です。

このテルペンとカンナビノイドを一緒に摂取すると、カンナビノイドが効力を発揮しやすくなることがわかっています。血液脳関門を通過しやすくなるだけでなく、テルペンの種類によっては、細胞透過性が上がってカンナビノイドの吸収がスムーズになることもあるのです。ちなみに、テルペン自体も１００種類以上存在しており、その種類ごとに特有の香りを発しています。

アントラージュ効果を世に知らしめたイーサン・ルッソ博士は、２つの成分を一緒に摂取した結果、疼痛、炎症、うつ病、不安神経症、依存症、てんかん、がん、真菌および細菌による感染症に対しての高い効果が認められたと発表しています。

もちろん、これらの症状に対してＣＢＤを単独で摂取した場合も効果は期待できます。しかも、摂取量を増やせば効果も高くなりますが、単独摂取の場合、１日の用量が１５００㎎を超えると逆に効果が下がってしまいます。

では、効果が下がらないギリギリの用量を摂取すればいいのかというと、そうではなく、他の成分と同時に摂取することで効果を上げるのが最善の策というわけです。

アントラージュ効果は、テルペンだけでなく、ＣＢＮやＣＢＧといったカンナビノイドの仲間同士でも発揮されることが確認されています。

がんの治療においても、一つの治療だけを続けるのではなく、複数の療法をすすめるのが現代医療の常識です。

◆大麻草とヘンプは何が違うのか？

先に述べた通り、マリファナとは大麻草のことですが、ＴＨＣの含有量によっては、マリファナではなく「ヘンプ」と呼ばれます。

大麻草は、品種によってＴＨＣ含有量が30％以上のものもあれば１％未満のものもあり、ＴＨＣ含有量が少ない品種に関しては、「ヘンプ」もしくは「産業用ヘンプ」の名がつけられています。

ヘンプに分類される基準は国によって異なりますが、例えばタイやスイスではＴＨＣ１％未満、アメリカやカナダはＴＨＣ０・３％以下、ヨーロッパはＴＨＣ０・２％以下の基準値を設けています（２０２０年時点）。

ただし、こうした基準は日本では設けられておりません。そもそも日本では、海外ではヘンプに該当するような、ＴＨＣをほぼ含んでいない大麻草であっても、自由に栽培することはできません。

日本では、大麻草栽培に関しては大麻取締法のもと免許制度を採用しているので、栽培するためには都道府県知事に許可を得る必要がありますし、免許は1年ごとに更新しなければならないのです。

しかも、新規で栽培免許を出してもらうことはハードルが高いのが現状です。昭和の時代には全国に3万人以上の大麻農家が存在しましたが、現在では大麻草栽培を行っている人はわずか22人だといいます。

ヘンプは、CBD製品にはもちろん、それ以外にヘンプシード（麻の実）が食用として使われたり、洋服の生地として利用されたりしています。洋服の品質表示に「麻」と書かれているものも、ヘンプを原料としてつくられているということです。

また、神社にあるしめ縄もヘンプでつくられていますし、赤ちゃんの産着にデザインされている「麻の葉模様」もヘンプをモチーフとしたものです。神様が祀られている空間や無垢な存在に麻を使うのは、日本人にとって麻が神聖な植物だからです。

現在では、日本は大麻に関しては後進国といえますが、実は、昔からなじみがある植物だったという証拠なのです。

◆製薬会社の薬は石油から化学合成されたもの

皆さんは、製薬会社によってつくられている薬が何からできているか、考えたことがありますか？

薬の効能や副作用について自分なりに調べることはあっても、基材（もとになる材料）にまで目を向けたことはない、という人がほとんどではないでしょうか。

実は、従来の医薬品の多くは石油からつくられています。もともと天然物から抽出されていたものも、化学構造がわかれば人工的に合成することができるのです。

では、なぜ薬の基材として石油が採用されるようになったかというと、その歴史には、かのロックフェラー財団が関係しています。

時を遡ること今から約1世紀の1910年、アメリカで、医療のあり方に関する報告書『フレクスナー・レポート』が発表されました。レポートの正式名称は『アメリカとカナダの医療教育』ですが、カーネギー教育振興財団から委託を受けたエイブラハム・フレクスナーが作成者であったことから、『フレクスナー・レポート』の通称でも呼ばれるようになりました。

このレポートには、「これからは、石油を基材とした薬を用いる医療および医療教育を普及させていくべきである」という内容が書かれていました。

当時のアメリカには、薬草療法や温熱療法をはじめとするさまざまな治療法が存在しており、医師になるために、大学や大学院で学ぶことも必要とされていませんでした。ところが、『フレクスナー・レポート』は、「今後は医師になるためにはしかるべき学問を修め、アロパシー医療を普及させていこうではないか」という見解を述べているものだったのです。

「アロパシー医療」とは、いわゆる「対症療法（西洋医学）」のことです。例えば風邪をひいた場合は抗炎症剤、発熱した場合は解熱剤を摂取することによって症状を抑えようというものです。

そうなると、〝抑える〟ことはできても〝根本原因を取り除く〟ことはできないため、症状によっては、いつまでも薬を飲み続けなければならないことになります。

これと対立的な考えにあるのが、２００年以上前にドイツで確立された「ホメオパシー医療」です。ホメオパシー医療では、「それぞれの病気や症状を起こし得る薬や物質を使うことによって、その病気や症状を治すことができる」という原理のもと、病気や症状を〝治す〟ために施される医療です。ですから、治った時点で薬を飲み続ける必要はなくなります。

ほかにも、「病気の原因は体内に不要なものが溜まること」という考えから、体の中に溜まった余分なものを自然の力を借りて排出する「ナチュロパシー（自然療法）」も存在していました。

「心の問題を取り除くと体の自然治癒力も上がる」との考えを基盤とする気功や、対話療法などの「サイコオパシー（心理療法）」、体のゆがみを取り除くことによって人間がもともっている自然治癒力を呼び戻す「オステオパシー（整骨療法）」などもあります。

いずれの医療をよしとするかは人によっても異なるでしょうが、とにもかくにも、『フレクスナー・レポート』の登場によって、ホメオパシー医療が大学の教育体系からは外されることとなり、石油を基材とする薬が次々と生み出されることとなったのです。

ここで疑問となるのが、アロパシー医療の推進はともかく、なぜそれと併せて石油を基材とした薬の使用も普及させようとするのか、ということでしょう。

その答えは、エイブラハム・フレクスナーがロックフェラー家の人間だからです。

ロックフェラー財団の創始者であるジョン・ロックフェラーは、ご存じの通り〝石油王〟の異名をもつ人物。財団として、石油製品の拡大のために、何としても石油を基材とする薬の商売の展開を推し進める必要があったのです。

もちろん、『フレクスナー・レポート』や石油を基材とする薬に疑問をもった医師や研究者は世界中に存在していましたが、結果として、財団の思惑通りに事が運んでいくこととなり、現在でも医薬品の多くは石油を化学合成することによってつくられています。

◆人間の体はカンナビノイド受容体がコントロールしている

人間の体には、生まれながらにして「カンナビノイド受容体」が存在します。麻の植物分類上の英名は「カンナビス」といいますが、その成分である「カンナビノイド」を受け取る受容体が、私たちの体内に存在するのです。

「受容体」とは、体内や体外から何らかの刺激を受け取ることで特定の働きをするものを指します。目や耳などの外界の情報を受け取る器官や、そうした器官の構成成分である受容細胞、刺激を受け取る分子やタンパク質のことも「受容体」と呼ばれることがあります。

ですから「カンナビノイド受容体」とは、「カンナビノイドを受け取ることで特定の働きをするもの」ということになります。

では、なぜそのような受容体が存在するかというと、私たちの体内では、麻などから抽出される植物性カンナビノイドと同じような効果をもたらす物質が、もともと分泌されているからです。この物質は、植物性カンナビノイドに対して「内因性カンナビノイド」と呼ばれています。

カンナビノイド受容体は、体の恒常性を保つための身体調整機能としての役割を果たしています。

「CB1（CB1受容体）」と「CB2（CB2受容体）」の2つに分類され、左の図表を見るとわかる通り、カンナビノイド受容体は全身に広く分布しています。

CB1は主に脳や中枢神経に存在し、痛みや不安の緩和、感情のコントロールなどを司っています。

一方で、CB2は末梢神経や免疫細胞、皮膚などに多く存在しており、免疫機能の調整や、抗炎症作用をもたらすことが主な役割です。

図表8 カンナビノイド受容体(CB1、CB2)分布図

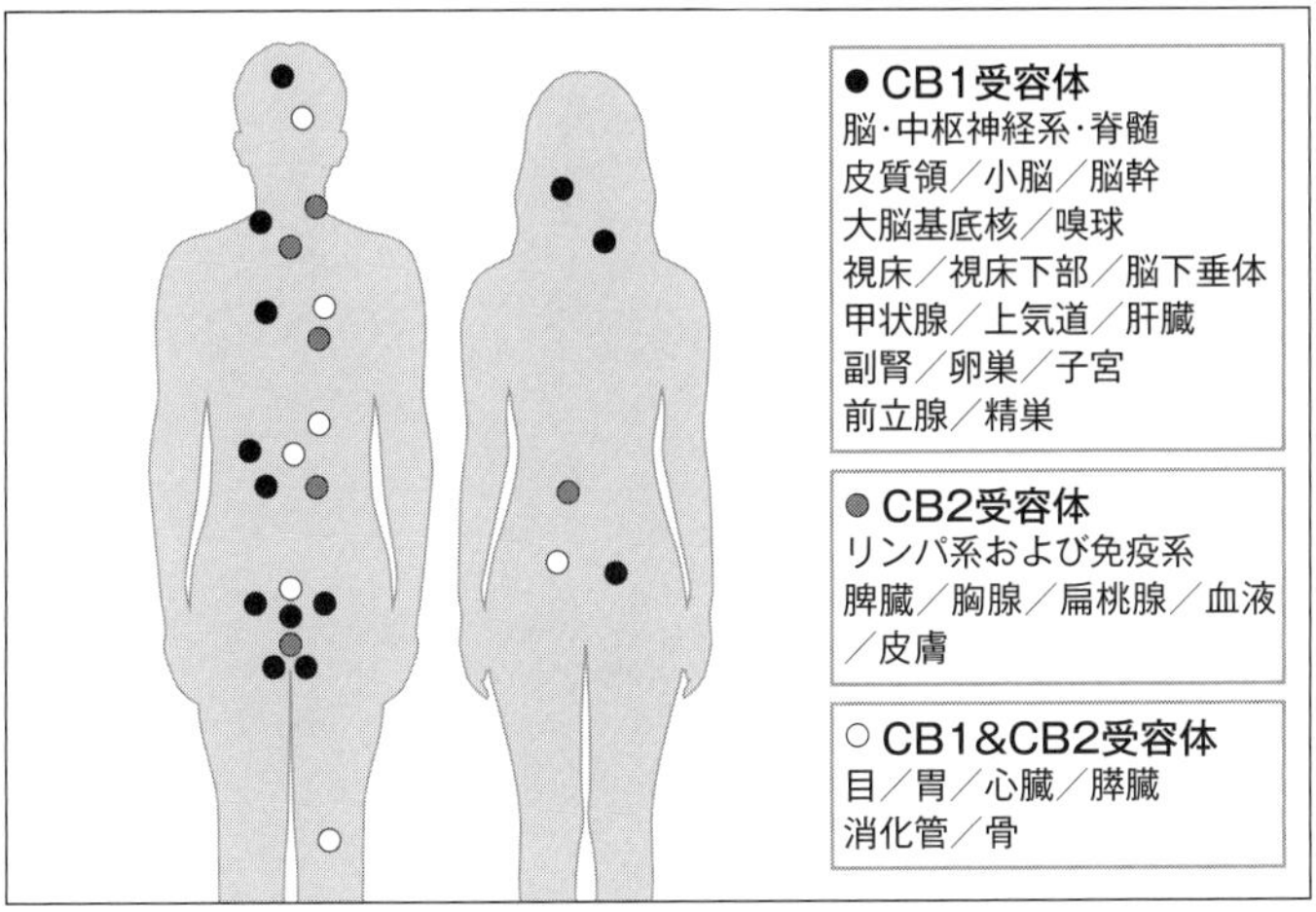

また、ＣＢ１とＣＢ２の両方が存在する器官もあります。

私たちの体はカンナビノイド受容体によってコントロールされているといっても過言ではないのです。

実は、それぞれの受容体が機能するしくみは、現在でもすべてが解明されてはいません。

しかし、最新の研究で、さまざまな症状を改善へと導く可能性が高いことがわかってきており、今後の医療の発展においても大きな役割を果たすだろうと期待されています。

◆カンナビノイドが不足すると免疫機能に影響する

私たちの体内で生成される「内因性カンナビノイド」は、人が生きていくうえで不可欠な機能をサポートしています。例えば、消化や代謝のほか、知覚や記憶、認知などの機能です。さらに、免疫機能とも大きく関わっているため、体内のカンナビノイドが欠乏すると、免疫低下が原因の病気を患いやすくなります。

カンナビノイドの不足によって発症しやすい病気を「カンナビノイド欠乏症」といいます。近年、患者数が増えているうつ病も、カンナビノイド欠乏症の一つであることがわかっています。

私たちの脳内には、「リン酸アナンダミド」という物質が存在しており、これが分解されると「リン酸エタノールアミン（ＰＥＡ）」と「アナンダミド（ＡＥＡ）」に分かれ、このうちアナンダミドは「ＣＢ1受容体」にくっつくことで、私たちに幸福感をもたらしてくれます。そのため、リン酸アナンダミド、あるいはアナンダミドが減ると幸福感を得にくくなることから、うつ病を発症しやすくなるのです。

図表9 うつ病はカンナビノイド欠乏症

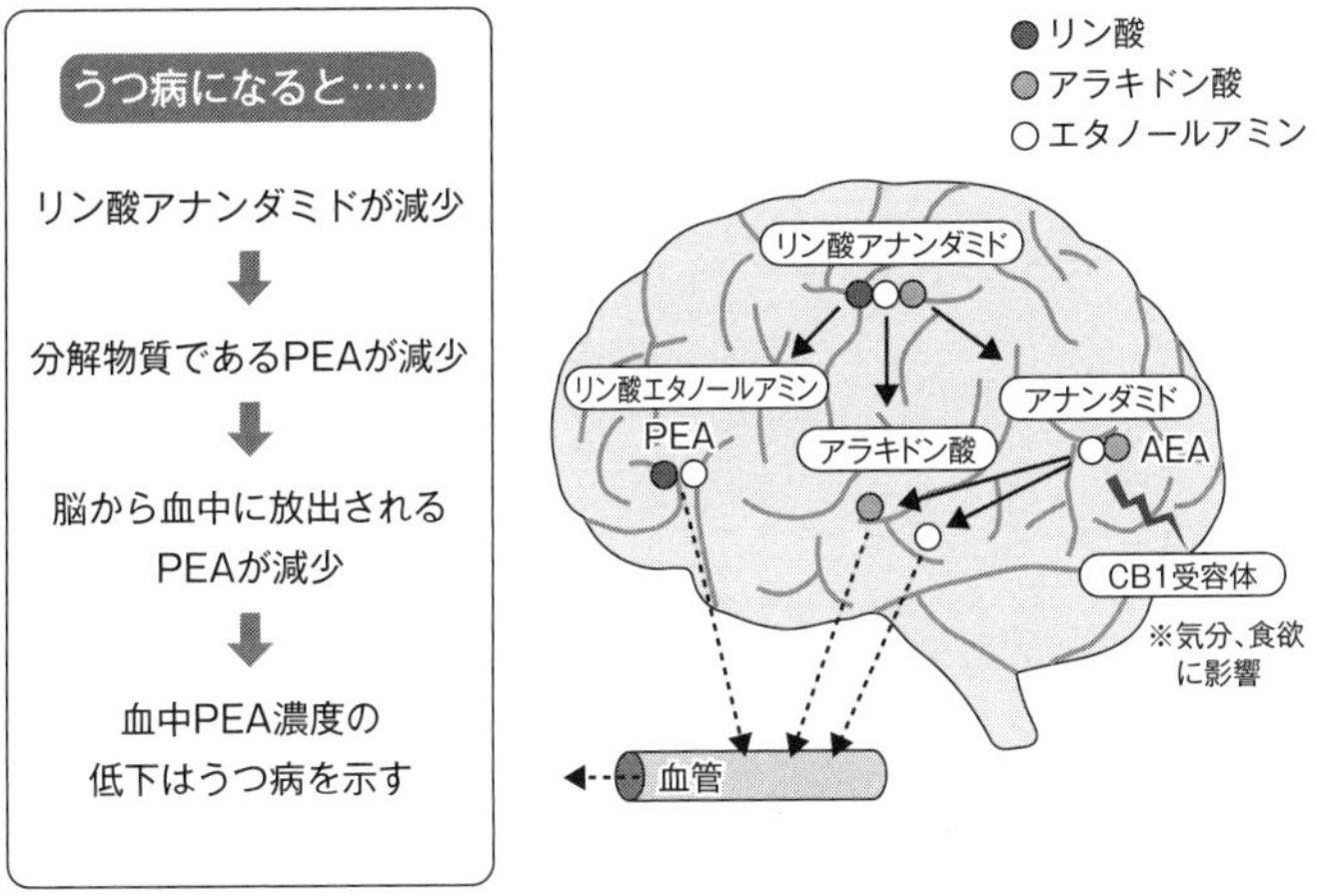

従来、精神疾患の診断は患者本人から聞き出した症状をもとに行われていましたが、このしくみが判明したことで、血中のリン酸エタノールアミンを測定することによって、正しく診断できることがわかってきました。リン酸エタノールアミンの値が低いと、アナンダミドも低いということになり、そのために幸福感を覚えにくい、ということになるからです。パキシルなどセロトニン仮説に基づいた薬剤は有効でないことがわかってきています。

また、その他の代表的なカンナビノイド欠乏症としては、片頭痛、過敏性腸症候群、線維筋痛症などが挙げられます。

●片頭痛

片頭痛は、光や音、吐き気、ホルモンなどさまざまな要因によって引き起こされる症状ですが、あまり経験がない人も多いでしょう。なぜなら、内因性カンナビノイドが十分に分泌されていれば、中枢神経が問題なく働き、外部からの刺激に対する感受性の強さを調節してくれるからです。

また、脳の三叉神経血管系の抑制において重要な役割を果たしている「アナンダミド」の分泌量が少ないと、片頭痛を起こしやすいことも研究によってわかっています。うつ病の原理で解説した通り、アナンダミドはＣＢ１受容体とくっつく性質をもっている物質です。

海外で行われた治験では、片頭痛の症状が出やすい患者への大麻の使用によって、そのうち87・５％の患者で症状が現れる頻度が下がったという結果が出ています。

●過敏性腸症候群

慢性的な膨満感、腹痛、下痢や便秘が続く過敏性腸症候群は、はっきりと症状が出ているにもかかわらず、検査しても腸の炎症や潰瘍、内分泌異常などが認められることはありません。しかも、原因もわかっておらず、決まった治療法や予防法も存在していません。

しかし、消化器官の機能は、ＣＢ1受容体の働きと深く関わっていることがわかっているため、「過敏性腸症候群はカンナビノイド欠乏症によって引き起こされており、カンナビノイドを補充することによって改善するのではないだろうか」と考えられるようになりました。

また、ある研究の結果、アナンダミドが腸の筋肉収縮に大きく影響していることもわかっています。19世紀にコレラが流行した際には、下痢の治療のためにカンナビノイドが使われた歴史もあります。

●線維筋痛症

線維筋痛症はリウマチ性疾患に分類される慢性疾患で、全身のさまざまな部位に激しい痛みが生じます。過敏性腸症候群と同じように、発症の原因は不明で、根治のための特異的な治療法も確立されていません。

全身の筋肉や関節に痛みやこわばりなどが現れるリウマチ性疾患の症状は、脊髄における内因性カンナビノイドの分泌量が減少した際にも生じるといわれていることから、カンナビノイドの摂取が有効なのではないか、と研究が進められています。また、実際に線維筋痛症を罹患している患者が医療用大麻を摂取したことで、疼痛が緩和した例も報告されています。

これらの病気以外にも、病名がつくまでではなくとも、「疲れやすい」「眠りにつくのに時間がかかる」「寝ても疲れがとれない」などが続き、結果的に心身のバランスを崩すことも、カンナビノイドの欠乏に起因しているのではないか、と考えられています。

そのほか、いわゆる〝現代病〟にカテゴライズされるものは、内因性カンナビノイドの不足によって免疫機能が下がったことに関係している場合が多いとされています。

つまり、原因不明の症状発現や現代病の予防のためにも、一定量のカンナビノイドを体内に有していることが大事だと考えられます。しかし、残念ながら内因性カンナビノイドは加齢とともに減少します。そのため、不足している分を外から補う必要があるのです。

具体的には植物性カンナビノイド（ＣＢＤ）を原料とする食品やサプリメントなどを摂取することで補います。

ただし、摂取したＣＢＤは、内因性カンナビノイドのようにＣＢ１受容体やＣＢ２受容体に直接作用することはあまりありません。しかし、内因性カンナビノイドを破壊する物質である「ＦＡＡＨ」の働きを抑制する効果があるため、内因性カンナビノイドの分泌量の増加が期待できます。

ＣＢＤの詳しい摂取方法は第５章と第６章で解説しますが、最近はＣＢＤを気軽に摂取できる食品やサプリメントが増えています。

◆カンナビノイドはカカオにも含まれる

カンナビノイドの存在を認知している人の多くは、「カンナビノイド」と聞くと「大麻に含まれている成分のことね！」と答えるでしょう。しかし、実はカンナビノイドを含有する植物は大麻草だけではありません。

どのような植物に含まれているのか、代表的なものをご紹介しましょう。

●カカオ

カンナビノイドを含む植物のうち、私たちにもっともなじみが深いものといえばカカオです。カカオがチョコレートのメイン成分であることは誰もが知る通りですが、カカオにカンナビノイドが含まれていることを知っている人は少ないかもしれません。

良質なカカオを原料とするチョコレートをＣＢＤと一緒に摂取すると、ＧＡＢＡの効果が増強されることがわかっています。

●黒コショウ

料理のアクセントとして使われることが多い黒コショウにも、カンナビノイドの一種である「β-カリオフィレン（ＢＣＰ）」が含まれています。β-カリオフィレンは、黒コショウのほかにクローブやローズマリーなどの香辛料や、苦みのある葉物野菜にも含有されている成分です。そのため、スパイスの効いた料理や葉物野菜をたっぷり使った料理を積極的に摂ることが、より健康的な食生活につながります。

β-カリオフィレンは、関節炎や骨粗しょう症の改善、がんの予防にも有効であるとする研究結果も報告されています。

●黒トリュフ

少々値が張るため日常的に摂取することは難しい食材ですが、黒トリュフには、カンナビノイドの一種である「アナンダミド」が含まれています。アナンダミドには、特に免疫系の調整や抗がん作用といった効果が期待できることがわかっています。

●エキセアナ

ハーブのなかでも知名度が高いエキセアナには、カンナビノイドの一種である「N-アルキルアミド（ＮＡＡｓ）」が含まれています。エキセアナは、免疫賦活作用や創傷治癒作用、抗菌・抗ウイルス作用が高いことで知られていますが、その効果はＮＡＡｓのおかげというわけです。

●コケ類

世界にはさまざまなコケが存在しますが、種類によって含有されているカンナビノイドもいろいろです。例えば、ニュージーランドのコケからは「ペロテチネン」や新種のカンナビノイド「ビベンジル」が発見されていますが、日本のコケからは、「イソペロッテチンA」というカンナビノイドも発見されています。

ニュージーランドでは、コケ類に含まれるカンナビノイドは、肝臓や膀胱、胆のう、気管支などの疾患の治療に使われています。

●ひまわり

日本に生育しているひまわりにはカンナビノイドは含まれていませんが、南アフリカ原産のひまわりにはカンナビノイドの一種である「カンナビゲロール（CBG）」が含有されています。CBGには、睡眠へと促す効果や、感染症予防、緑内障を緩和する効果などが期待できるとされています。

また、免疫力向上、鎮痛作用、抗酸化作用が期待できる「アルカミド」というカンナビノイドを含有しているひまわりも存在します。

◆細胞の老化スピードを遅らせるためにもCBDが有効

多くの人は、「健康であり続けたい」という願望と同じくらい、「若々しさをキープしたい」という願望も抱いています。しかし、生きている限り肉体や肌は老化し続けますし、それを止めることはできません。

人は、なぜ老化するのでしょうか?

若いうちは機能が低下した細胞は取り除かれ、新しい細胞が補充されますが、加齢とともに細胞が入れ替わるスピードが遅くなるからです。とはいえ、細胞老化のメカニズムに関しては、まだまだ十分には解明されていません。

しかし、「体のサビ」や「体のコゲ」が老化促進の一因であることを、多くの人は耳にしたことがあるでしょう。

〝サビ〟とは何かというと「酸化」です。私たちの体内では、疲労や精神的ストレス、栄養バランスの悪い食事、喫煙、紫外線、排気ガスなどの内的要因および外的要因によって「活性酸素」が発生しています。活性酸素は、細菌やウイルスを退治する力も有しているため、体にとって100%有害であるとはいえませんが、過剰に発生すると神経や細胞を傷つけて老化を促進します。活性酸素が過剰に発生している状態を〝酸化ストレスが高い状態〟といいます。

これに対して〝コゲ〟とは、体が糖化することです。過剰に摂取した糖とタンパク質、脂肪が不正常に結びつき、糖化して体内に定着すると、焦げた食べ物同様、元に戻ることはありません。この状態を、〝糖化ストレスが高い状態〟といいます。

つまり、老化スピードを少しでも遅くするためには、体を「サビさせない」「コゲつかせない」ことが非常に大切だということです。

体の酸化や糖化を抑制するためにできることはいくつかありますが、そのうちの一つが植物性カンナビノイドであるCBDの摂取です。

CBDには強い抗酸化作用があることが、さまざまな研究の結果として報告されています。CBDの抗酸化作用は、ビタミンCやビタミンEよりも強力であることから、体内で生成された活性酸素の活動抑制（酸化ストレスの軽減）にも非常に有効であるといえます。

では、糖化ストレスの軽減効果はあるかというと、残念ながらCBD単体での「抗糖化作用」は報告されていません。しかし、グルコース（ブドウ糖）を消費するミトコンドリアにもＣＢＤの受容体が発現していることや、インスリンを分泌する膵臓のランゲルハンス島にもＣＢＤが作用することから、糖化の抑制にも貢献し得るといえます。

また、グルコースを取り込み過ぎると、使われなかった酸素が血中に多く残存して、最終的に活性酸素に変換されることや、酸化ストレスは血糖値を下げる働きをするインスリンの機能を低下させることなどから、酸化ストレスと糖化ストレスには相互作用があるともいえます。

つまり、ＣＢＤを摂取することによって、酸化ストレスと糖化ストレスの両方にアプローチできるということです。

◆拡大する世界のＣＢＤ市場

アメリカ国内で２０２０年に行われた調査の結果では、ＣＢＤ認知度は約90％であったことが報告されていますが、日本におけるＣＢＤの認知度は、現状、まだ低いといえます。ある調査では15％未満という結果が出ています。なかでも年代別に見ると、認知している人のほとんどが30代以下のようです。

実際、ここ数年でＣＢＤを含有したサプリメントや食品、化粧品は徐々に増えている印象ですが、その大半が20〜30代をターゲットとしているような謳い文句で宣伝されています。また、当該世代のモデルや芸能人がＣＢＤの使用を公言していることや、多くのＣＢＤ製品がＳＮＳで紹介されていることも、この世代の認知度を高めている理由でしょう。

しかし、海外ではＣＢＤ産業は拡大する一方です。

例えばカナダでは、２０１８年に医療用大麻に続き嗜好用大麻も合法化されています。また、タイでは医療目的限定ではありますが、２０２２年6月に合法化されました。

そのタイでは２０２１年秋時点で、すでに７５８の病院や診療所において医療用大麻の使用が認可され、約７００の大麻業者が生産・加工・販売の免許を取得しています。

ただし、大麻を使用した治療を受けられる患者は、糖尿病や緑内障、がん、てんかん、パーキンソン病、高血圧、統合失調症、ＰＴＳＤ（心的外傷後ストレス障害）、依存症の離脱症状をはじめとする38の病気や症状をもつ人に限定され、政府から認可された医療機関のみしか処方できないことになっています。

さらに興味深いことに、タイ政府は、医療用大麻ビジネスは自国の経済成長を促す力をもち得ると考えて、自国在住のタイ人だけでなく外国人観光客も大麻治療を受けられるよう、「医療用大麻ツーリズム」の展開を構想中だといいます。そうなるともちろん、日本からもタイに治療を受けに行くことが可能になるということです。

また、国内の大麻企業関係者および海外の大麻専門家や投資家などを招き、大麻ビジネスをテーマとした国際会議「カンナビス・エキスポ２０１９：アジアのグリーンラッシュ」を開催しているのも、アジアのなかでも大麻に関しては先進的なタイならでは。主催者は、大麻業界専門のコンサルタント会社で、国内の大麻企業関係者にビジネスのノウハウを教えると同時に、海外の専門家や投資家に同国でのビジネスチャンスについて考えてもらうことを目的としていたのです。

美容大国として知られる韓国でも、ＣＢＤ市場に注目が集まっています。同国では、２０１８年に、がんやエイズ、てんかん、多発性硬化症などを罹患している患者への、大麻由来の医薬品の使用が許可され、ほどなくして大麻の医療使用を認める麻薬取締法の改正案が可決されています。

オーストラリアのバイオ医薬品会社は、韓国の化粧品会社とＣＢＤスキンケアの供給契約を締結していますし、ヨーロッパのＣＢＤユーザーも年々増え続けています。

ちなみに、２０２２年に行われた調査によると、日本国内のＣＢＤ製品市場規模は２０

21年時点で185億円を超えています。

これは、小売り金額ベースでの市場規模を調べたもので、CBDオイルのほか、サプリメントや化粧品、グミなどの食品をはじめとする、国内で流通しているCBD関連製品全般を調査対象製品としています。

185億円という数字は前年比で185・9%。コロナ禍における「免疫力を高めたい」「不安な気持ちを鎮めたい」との思いも、市場規模の拡大につながったと分析されています。

また、2022年の市場規模に関しては259億円超えとなる見込みとされており、今後、日本でも、より多くの人がCBDを日常的に摂取するようになることが考えられます。

どのように生きて、何を選択するかは一人ひとりの自由ですが、CBDで今よりもっと健康な心と体を手に入れることができるということは、覚えておいて損はないでしょう。

◆世界的な「グリーンラッシュ」が始まっている

アメリカの市場調査レポートプロバイダー「Report Ocean（レポートオーシャン）」が2

０２２年に発表したレポート「産業用麻の世界市場規模、シェア、動向分析、機会２０３０」によると、産業用大麻の世界市場規模は、２０２２～２０３０年にかけて複合年間成長率35・1％、１３４６億ドルにまで成長すると予測されるといいます。

予測にあたってはもちろん、現在の状況やこれまでの市場の動向も分析されていますが、２０２１～２０２２年には、日本国内の一般消費者のなかにも、「世界規模で大麻、ＣＢＤへの関心が高まっている」と認識している人が増えてきています。

また、流行に敏感な媒体のなかには、２０１９年の年明け時点で、すでに「グリーンラッシュ」という言葉を使った記事を掲載しているものもありますが、より多くの日本人がこの言葉を認識し始めたのはごく最近のことでしょう。

「グリーンラッシュ」とは、世界の国々が次々と大麻を合法化することによって加速している大麻ビジネスのことです。

１８４８年、カリフォルニアの小さな町で金鉱が見つかったことに端を発する「ゴールドラッシュ」は、人々を駆り立て、経済を発展させて世界の歴史を動かしましたが、今、まさしくそれに匹敵する規模のブームとなりつつあるのです。

ただし、〝なりつつある〟のは日本でのこと。世界ではすでに大ブームに突入しているため、日本は大幅に後れを取っているのが現状です。
大きなお金が動いているということは、もちろん株価にも動きがあるということです。いまや世界中の投資家が大麻関連株の動きに注目しています。そのなかでも特に注目されている企業を紹介しましょう。

【大麻草の栽培および取り扱い企業】

・グリーン・サム・インダストリーズ（GTBIF）
シカゴに本社を置く、大麻の製造・販売を手掛けている企業です。全米12の州で数十店舗の医療用大麻薬局を保有しています。

・オーロラ・カナビス（ACB）
カナダ保健省のライセンスを取得している医療用大麻製造会社です。医療用大麻の栽培・製造・販売に加えて、大学や研究機関と共同で治療薬の開発も行っています。医療用大麻の屋内栽培技術は、「世界でもっともすぐれている」と評価されています。

・キャノピー・グロース・コーポレーション（ＣＧＣ）

医療用大麻の製造会社として２０１３年に創立したカナダの企業です。２０１４年４月、大麻関連の会社としては北米初の公開企業となりました。

・クロノス・グループ（ＣＲＯＮ）

こちらもカナダに本社を置く、医療用大麻を栽培している企業です。同国内のみならずドイツにも製品を出荷。オーストラリアでは合弁によって事業を展開しています。

・ティルレイ・ブランズ（ＴＬＲＹ）

カナダ政府の認可を受けた医療用大麻を扱う企業で、会社の登録自体はアメリカとなっています。

【医薬品企業】

・アッヴィ（ＡＢＢＶ）

マリファナの合成成分を含有するマリノール（Marinol）を擁する、アメリカの医薬品大手です。同薬がＦＤＡ（アメリカ食品医薬品局）に承認されたのは１９８５年と、長い歴史をもちます。末期エイズ患者の食欲増進や、がんの化学療法に伴う吐き気の緩和などを目的として処方される薬です。

【金融】

・イノベイティブ・インダストリアル・プロパティーズ（ＩＩＰＲ）

カリフォルニア州に拠点を置く不動産投資信託です。特殊産業用途の不動産の所有およびリースを主な事業としており、そのなかで、医療用大麻を製造する施設のための工場用不動産の取得・所有・管理も行っています。

【周辺事業】

・コンステレーション・ブランズ Ａ（ＳＴＺ）

アメリカのアルコール飲料大手で、大麻製造の大手であるキャノピー・グロース・コーポレーション（ＣＧＣ）の株式約36％を保有しています。

・スコッツ・ミラクルグロー（SMG）

アメリカの園芸用品メーカー。子会社のホーソーン・ガーデニング・カンパニーを通して、大麻草の屋内栽培に関するさまざまなアイテムを製造・販売しています。

NISAやiDeCoで積み立てや節税に励んでいる人のなかには、「CBDはまだ試したことがないけれど、知っている銘柄はあった」という人もいるのではないでしょうか。

自分が投資している企業、興味がある企業の動向を見守ると同時に、いろいろなCBD製品を試してみれば、未来の健康にも投資できて一石二鳥となりそうですね。

◆なぜファイザー社は大麻産業に参入したのか？

2021年12月、アメリカに本社をもつ世界的な製薬会社、ファイザー社がアリーナ・ファーマシューティカルズ社（以下、アリーナ・ファーマ）を買収する最終合意に至ったことが大々的に報じられました。

アリーナ・ファーマといえば、カンナビノイド系治療薬の開発に力を入れていたバイオ医薬品会社です。ＣＢ２受容体に作用して、主に消化器系疾患に伴う内臓の痛みを緩和する働きが期待される「オロリナブ（Olorinab/APD371）」という、カンナビノイド系治療薬の開発で知られます。

ファイザー社が取得したアリーナ・ファーマの発行済株式の総額は約67億ドル、日本円にして約７６００億円にも上ります。これだけでもかなりの投資ですが、ファイザー社による買収のニュースはさらに２０２２年にも世間をにぎわせることとなります。

まず、２０２２年5月10日には、バイオへイブン・ファーマシューティカルズ・ホールディング社（以下、バイオヘイブン）を約１１６億ドル、日本円に換算すると約１兆５１００億円で買収すると発表。バイオヘイブンは片頭痛の治療薬で知られるバイオ医薬品会社ですが、買収によって誕生した上場会社ニュー・バイオヘイブンは、バイオヘイブンが開発中だった、片頭痛治療技術を使わない化合物「ＣＧＲＰ（カルシトニン遺伝子関連ペプチド）受容体拮抗薬」の一部を継承することとなりました。

続いて、２０２２年8月8日に発表されたのが、血液疾患治療薬で知られるグローバル・ブラッド・セラピューティクス社（以下、グローバル・ブラッド）の買収です。こちらの買収額は約54億ドル、日本円にして約7300億円でした。

ファイザー社の目当ては、グローバル・ブラッドが擁していた鎌状赤血球症治療薬「オキシブリタ（Oxbryta）」でした。

「鎌状赤血球症」とは遺伝性の血液疾患で、アメリカでは7万〜10万人が罹患しているといわれています。さらに広く世界を見渡すと、実に450万人の患者が存在しており、鎌状赤血球症を引き起こす遺伝子をもっている人は4500万人を超えるとされています。

ファイザー社による大規模な買収は、ここ数年は前述の3件。つまり「大麻」「バイオ」「遺伝子治療」の3つの分野にベットしていることがわかります。

それにしても、なぜファイザー社には、1年足らずで3つの企業を買収するだけの財力があったのでしょうか。ピンときた方もいると思います。新型コロナワクチンによる売り上げが約4兆円にも上ったからです。

コロナ特需によってキャッシュリッチになった同社が「大麻」「バイオ」「遺伝子治療」の3つの分野に目を付けたのには理由があります。それは、今後、画期的な新薬が生まれることは期待できない化学合成薬品は〝オワコン〟だから。つまり、化学合成薬品がダメになって、次にくるものは何だろうかと考えたときの答えが、この3つだったのです。

ファイザー社のこの選択は、自社の躍進だけでなく、製薬業界全体の活性化にもつながっているといえます。石油から新しい薬を生み出すことができないとなると、ジェネリック医薬品を出している会社はいつまでも同じ薬をつくり続けることしかできず、薬価が下がり、ほどなくして経営危機に陥ることになるでしょう。

製薬業界の構造としては、上流に新しいものを生み出すビッグ・ファーマがいて、その下にジェネリック医薬品を擁す多くの企業が存在しているため、ファイザー社を中心とするビッグ・ファーマが次の一歩を踏み出さないと、下流の企業が廃業してしまうというわけです。

ファイザー社による3件の買収を通して、世界中の業界関係者が、今後の医療の展望を確認することができたということになります。

第4章

CBDには安眠・リラックス効果がある

◆CBDの2大効果、神経系とリンパ系に効く

これまでの多くの研究によって、CBDは、さまざまな病気の治療に効果があることがわかってきました。うつ病や睡眠障害、ぜんそく、がん、糖尿病、関節炎、アルツハイマー病、自己免疫疾患など非常に幅広く、科学的な裏付けも豊富です。

なぜこれほど多くの病気に効くのかというと、CBDは私たちの体内で重要な機能を果たしている「エンド・カンナビノイド・システム（ECS）」に直接働きかけるからです。

エンド・カンナビノイド・システムとは、私たちの体に備わっている身体調整機能のことです。先に述べた通り、私たちの体には「CB1受容体」と「CB2受容体」の2種類の「カンナビノイド受容体」が存在します。これらの受容体に「内因性カンナビノイド」が作用することによって、体温や血糖値、免疫機能が正常に保たれているのです。

しかし、第3章で解説した通り、内因性カンナビノイドは加齢とともに減少しますので、体に必要な量を維持するためには、植物性カンナビノイドを摂取することが有効です。

病気になっていない未病のうちから摂取することが望ましいと聞くと、面倒に感じたり、「本当に必要なの？」と訝しんだりするかもしれません。

ただ、多くの人は普段から、運動して汗をかけば水分を補給し、肉ばかりで食事の栄養バランスが偏っていると感じたら、野菜ジュースやヨーグルトを摂ってバランスをとろうとするのではないでしょうか。

CBDの補給もそれとまったく同じです。定期的に補給することによって、主にCB1受容体が分布している神経系、主にCB2受容体が分布しているリンパ系の働きをサポートすることができるのです。

◆高血圧や血糖値異常の改善に役立つ

ご存じの通り、高血圧は命に関わる重大な病気の原因となり得ます。高血圧とは、血管にいつもより強い圧力がかかっている状態を指しますが、その状態が続けば血管の壁が傷つき、やがて硬く厚くなっていきます。これを「動脈硬化」といいます。

動脈硬化が進行すると、さまざまな合併症が引き起こされます。脳卒中や心筋梗塞、狭心症をはじめ死亡リスクが高い疾患も多いので、早い段階で血圧を正常値に戻すに越したことはありません。

高血圧の予防・改善のためには、減塩、減量、節酒、脂っこい物を控えることなどいくつかできることがありますが、それに加えてほしいのがCBDです。

CBDは、エンド・カンナビノイド・システムのほかに、神経伝達物質などの受容体にも働きかけたり、逆に受容体の働きを阻害したりしますが、脳内に存在するセロトニン受容体である「5HT1A」にも作用します。

CBDの働きによって5HT1Aが活性化されて「セロトニン神経系」が刺激を受けると、血圧や心拍数、体温などが調整されます。

また、CBDは「アデノシン受容体」の活性化にも貢献しています。アデノシン受容体の活性化は睡眠促進につながるため、よく寝て体をしっかり休めた結果、血圧も正常値へと近づきやすくなります。

それだけでなく、ストレスや不安の軽減や血圧低下を促す「GABA受容体」にも作用するなど、CBDはさまざまな面から高血圧改善に役立つといえるのです。

さらに、血糖値に問題がある人にもCBDはおすすめです。

血糖値が上がると、「集中力がもたない」「喉が渇く」「すぐにお腹がすく」などの症状が現れ始め、悪化すると、意識が遠のく、嘔吐するといった危険な状態に至ります。いわゆる糖尿病ですが、糖尿病も末期になると死亡リスクがかなり高くなります。

そのため、まずは日ごろからＣＢＤを摂取して質の高い睡眠をとったり、バランスのよい食事を心がけたりすることで、血糖値の上昇を予防することが大切です。

糖尿病を患ってしまった場合にも、高血糖による血管の障害を修復して、動脈硬化などの合併症リスクを下げる効果が期待できます。また、糖尿病に起因する痛みの緩和にも役立ってくれるでしょう。

◆がん患者には必ず摂取してほしいＣＢＤ

ＣＢＤがさまざまな疾患や気になる症状の改善をサポートしてくれることは、これまでお話ししてきた通りですが、私がＣＢＤの摂取を特におすすめしたいのは、がん患者の皆さんです。

その理由を説明する前に、まずはがんが発生するメカニズムを説明しましょう。

がんは、主に細胞の遺伝子（ＤＮＡ）に傷がついたことが原因で発生します。私たちの体は約60兆個の細胞で構成されており、各細胞は遺伝子をコピーしながら細胞分裂を繰り返しますが、化学物質や紫外線など何らかの原因によって遺伝子に傷がつくことがあります。傷ついた遺伝子は本来なら元通りに修復されますが、老化などが原因で修復されない遺伝子が体内に蓄積していくと、がんを発症する確率が上がっていきます。

ちなみに、健康な人の体にも、コピーに失敗したがん細胞は存在します。発生数は１日に約５０００個。しかし、体が健康であれば、がん細胞が発生するたびに、免疫細胞であるリンパ球がそれらを退治してくれるのです。

つまり、がん細胞が蓄積された末にがんを発症する大きな要因は、免疫細胞が衰えていること。そのため、ＣＢＤを摂取して免疫細胞を活性化させ、がんを予防することが大切なのです。

では、がんを罹患してからでは遅いかというと、そんなことはありません。ＣＢＤはがん細胞そのものに作用するということが、これまでの研究で数多く報告されているのです。

例えば、２０１５年にはアメリカで、ＣＢＤが乳がん細胞の増殖や転移、乳房組織の破壊を抑制していることがわかったと発表されています。

同研究では、濃度違いの数パターンのＣＢＤ入り液体にがん細胞を投入して時間を置いた後、どの程度がん細胞数の変化に違いがあるかを測るための実験が行われており、結果、ＣＢＤの濃度が高いほど、がん細胞の数が少なくなると発表しています。

さらに、ＣＢＤが、がん細胞の転移や正常な細胞への浸潤を抑制することや、腫瘍内に存在する白血球の一種である「マクロファージ」の数を減少させたことも報告されています。

同じく２０１５年にイギリスで発表された研究結果も、ＣＢＤのがん細胞への作用を調べたものでした。

同研究に用いられたのは、悪性度が高い大腸がん細胞です。この細胞を用いてどんな研究が行われたかというと、がん細胞の転移に関わっているとされる神経伝達物質の受容体「ＧＰＲ55」の阻害剤とＣＢＤでは、どちらがどの程度がん細胞の転移を抑制できるかを調べるというものです。その結果、ＧＰＲ55とＣＢＤの両方が、大腸から肝臓へのがん細胞転移を抑制することが確認されています。

また、がん細胞の増殖や転移を抑制するだけでなく、免疫力の維持や向上をサポートしてくれることも、私が、がん患者はＣＢＤを摂取すべきだと考える理由です。

さらに、新型コロナワクチンの接種によって、〝がんもどき〟の細胞が発生している「イニシエーション」の状態にある患者が増え続けており、「イニシエーション」の次の段階である「プロモーション」では、活性酸素が〝がんもどき細胞〟をがん細胞に変えてしまいます。この段階で細胞のがん化を防ぐためにも、活性酸素を無毒化する役割を果たしてくれるＣＢＤが有効なのです。

「プロモーション」の次の段階は、がん細胞が優位となって増殖や転移を始める「プログレッション」となりますが、この状態まで達して体の免疫が落ちていたら、なおさらＣＢＤの摂取が不可欠です。なぜなら、ＣＢＤには免疫を高める作用があるからです。

がんは、進行すればするほど治療の選択肢が減り、抗がん剤を使いまくるようになりがちです。そして、最終的に「打つ手はありません」と宣告される患者がごまんといます。抗がん剤を使い続けると免疫力がガタ落ちするため、さらに悪化することがわかっていても、そんな治療しかできない医師もたくさんいるのです。

しかし本当は、重症化すればするほど薬の副作用も出やすくなるのですから、患者に辛い思いをさせないためにも、免疫力を上げることに尽力すべきです。

万が一、ご自身やご家族ががんを患ってしまった場合も、そのことを知っていると知らないとでは、取れる対策も結果も大きく異なってくるはずです。

◆認知症の原因は脳の炎症だった

これまで、アルツハイマー型認知症の原因は、脳内で産生されるタンパク質の一種である「アミロイドβ」が脳に蓄積することにあるとする〝アミロイド仮説〟をもとに治療薬の開発が進められてきました。

しかし、いまだ有効な抗アミロイドβ薬の開発に至ってはいないどころか、「アミロイド仮説は誤りではないか？」と独自に研究を進め、その結果としてわかったことを発表する人が増えています。なかでも有力なのが、「認知症は脳の炎症で、炎症が起きる原因はホモシステイン酸である」という考えで、私もこれに賛同しています。

「ホモシステイン酸」とはアミノ酸の一種で、酸化する前の「ホモシステイン」の状態であれば毒性はありませんが、酸化すると神経猛毒となり、脳機能に障害を及ぼします。

ホモシステインの酸化は、体の酸化を防ぐための酵素である「SOD」が、加齢によっ

図表10　SOD活性の減少率

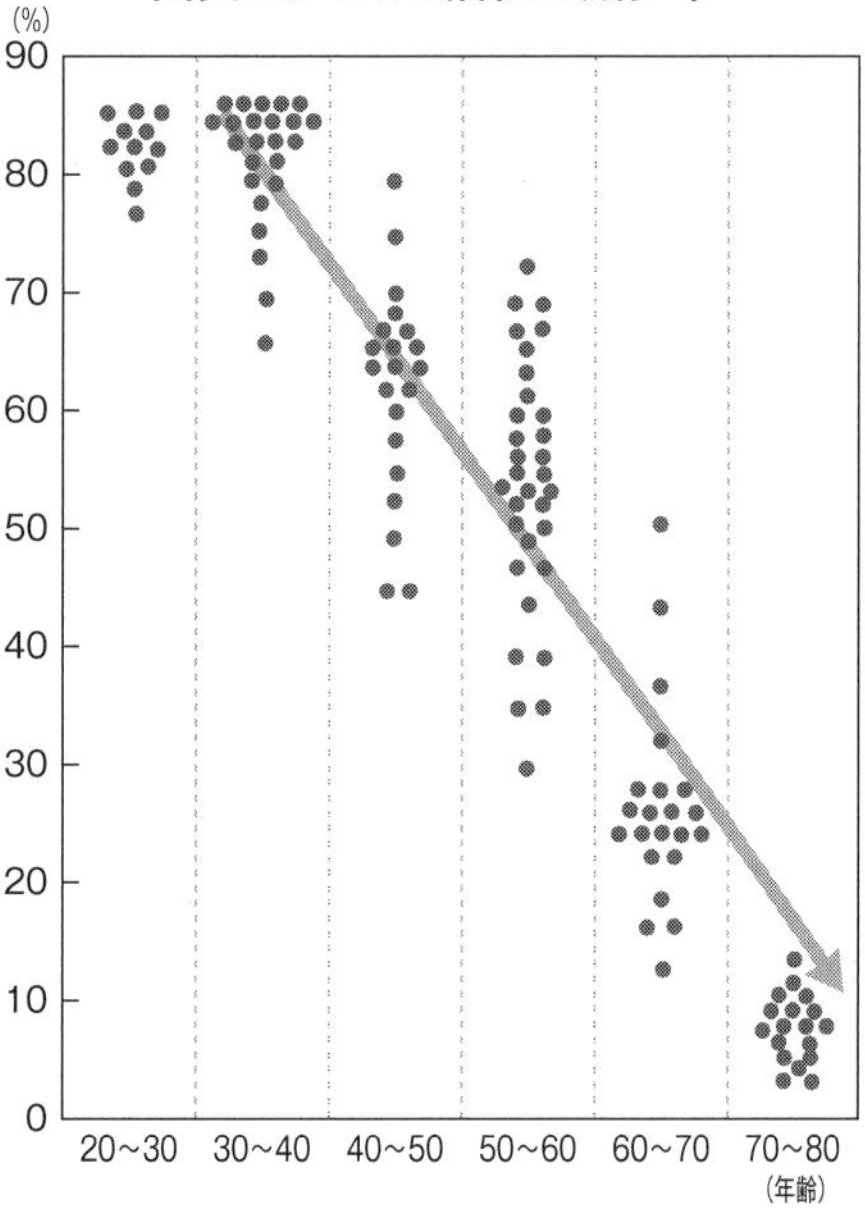

て不足してくることによって起こります。図表を見ていただくとわかるように、ＳＯＤの活性は40歳を過ぎると急激に減ってしまうのです。

　つまり、脳の炎症を引き起こすホモシステイン酸を生成させないためには、ＳＯＤの量をキープすることが大切だということです。とはいえ、ＳＯＤは年齢を重ねるとともに減っていくものなので、水素タブレットやビタミンＣなどの抗酸化サプリメントで補うことが大切です。

　また、１３８ページでも解説した通り、ＣＢＤにも強い抗酸化作用があることがわかっています。しかも、ＣＢＤの抗酸化作用はビタミンＣやビタミンＥよりも強力ですから、脳の炎症抑制にも大きく貢献してくれることが期待されます。

◆コロナ禍の2年間で女性自殺率が過去最大に

新型コロナウイルスの席巻によって、私たちの生活は大きく変わりました。とりわけ自粛生活を余儀なくされていた期間は、ストレスが溜まっても飲みに行くこともできず、友達と会っておしゃべりすることも叶わず、鬱屈とした思いを抱えていた人は多いでしょう。ニュース番組でも、連日、心の健康を保つために有効な方法などが紹介されていたほどです。

しかし、それでも寂しさや孤独感を解消することができず、自殺する人は急増しました。

厚生労働省の公表によると、２０２１年の自殺者数は2万１００７人。これは前年より74人少ない人数ですが、男性が12年連続で減少して1万３９３９人だった一方で、女性は７０６８人で2年連続増加していたのです。

なぜこのような差が生じたのでしょうか。それは、自殺の理由が男性と女性で大きく異なるからだと考えられます。

ある調査では、コロナ禍における自殺理由は、男性は主に仕事上のストレスや孤独感でしたが、女性は家庭の問題や健康上の問題、勤務に関する問題などが特に多かったことがわかっています。つまり、学校閉鎖や医療・福祉機関への接触制限、在宅勤務といった理由によって、女性たちが家族のために費やす時間が増えた結果、家庭不和や育児、介護疲れなどが引き金になって自殺する女性が急増したのではないかと推測されます。

本来なら、学校閉鎖に伴う在宅での子どもとの過ごし方をどうするか、介護ヘルパーに頼れなくなった分、家族の世話をどうするか、そういうことを夫婦できちんと話し合うべきですが、結局は女性のほうに大きな負担がかかることになってしまったのでしょう。

世界幸福度ランキングの上位常連のフィンランドは、幸福度が高いというイメージとは裏腹に自殺率が高いことで知られています。その理由は、冬になると日照時間が短いことからうつ病を発症しやすいためだといわれています。

コロナ禍の自粛生活もこれと同じで、外に出歩かなくなったことで、日光を浴びる時間が減り、人とコミュニケーションを楽しむこともできなくなった結果、心が解放されず、うつ病を発症してしまう人が増えたと考えられます。

128～129ページで解説した通り、CBDはうつ病の予防にはうってつけです。

今後、コロナ禍が収束したとしても、新たなパンデミックが起こり得る可能性は十分あります。心身の健康のためにもCBDを生活に取り入れてみてはいかがでしょうか。

◆CBDにはアレルギー疾患への効果も期待できる

CBDが、がんや認知症、うつ病などの予防や改善に効果が期待できると聞いても、多くの人は「自分には関係ない」と思うかもしれません。とりわけ、年齢が低く、家族の看病や介護などの経験がない人にとってはそう思えることでしょう。

しかし実は、CBDは若い人でもかかり得る疾患に対しても有益な効果を発揮してくれます。その一つが、アトピー性皮膚炎をはじめとするアレルギー疾患です。

アレルギー疾患は、自己免疫が過剰になったことで生じる疾患です。口や目、鼻などの粘膜や皮膚に付着した花粉や食品、ホコリ、動物の毛といったアレルゲンに対して体が攻撃すると、「ヒスタミン」という物質が放出されます。すると、かゆみや鼻水といったさまざまな炎症反応が生じるのです。

こうした炎症反応には、アレルギー反応を引き起こす炎症性細胞である「T細胞」が関係していますが、マウスを使った実験によって、ＣＢＤはＴ細胞の活性化を抑制することが報告されています。

また、臨床試験ではありませんが、過去には、ＣＢＤがヒスタミンの増加そのものを防ぐ効果も有していることが報告されています。今後の研究で、人に対しての有効性も証明されていくことが予想されます。

◆睡眠導入剤なしで、ぐっすり眠れる

睡眠改善効果は、ＣＢＤに期待される効果のなかでも、もっともよく知られているものの一つでしょう。ここ数年でＣＢＤの認知度が上昇傾向にあることから、さまざまな企業がＣＢＤに関するアンケート調査を実施していますが、そのなかで、ＣＢＤのイメージを問う設問に対しては、「よく眠れそう」との回答がとても多く見られます。

また、「睡眠の質向上」「不眠改善」「日中の過度な眠気を軽減」など、具体的な効果を謳ったＣＢＤ製品も増えていますので、試したことがある人や気になっている人も多いでしょう。

図表11　セロトニンとメラトニン

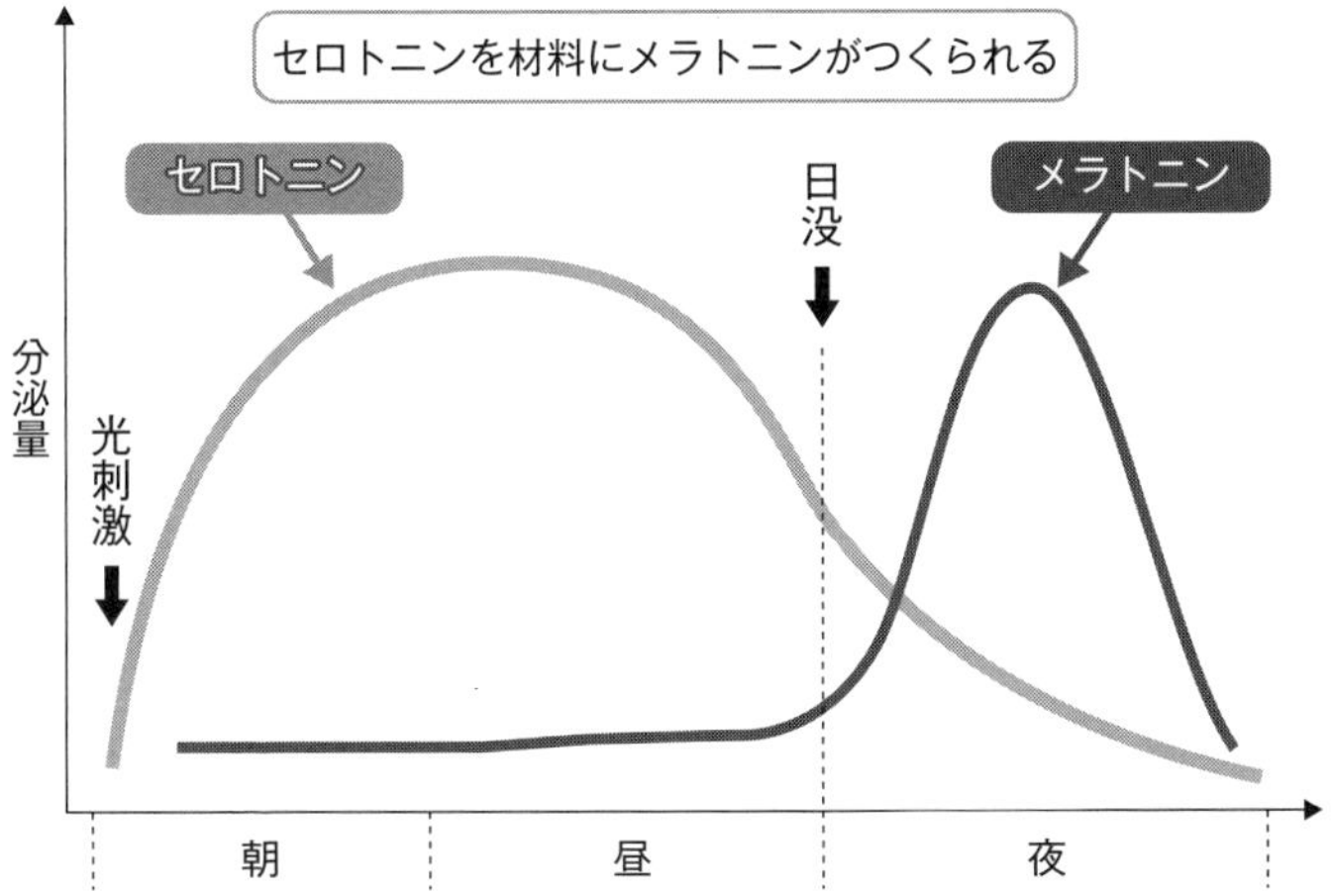

なぜ、ＣＢＤによって睡眠の質を改善することができるのかというと、ＣＢＤは、睡眠と深く関わりのある神経伝達物質「セロトニン」の受容体である「５ＨＴ１Ａ」の働きを促進するからです。このことは、マウスを使った実験によって確認されています。

セロトニンとは、日中の活力やポジティブな気持ちをもたらす神経伝達物質で、朝起きてから分泌され始めます。起床後から分泌され始める神経伝達物質が、どうして睡眠と関係しているのでしょうか？　それは、陽が沈むと、日中につくられたセロトニンを材料として、睡眠ホルモンである「メラトニン」が分泌され始めるからです。

つまり、ＣＢＤを摂取することによって、

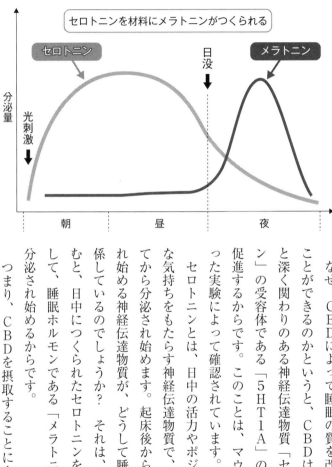

日中、前向きな気持ちで過ごすことができるうえ、睡眠ホルモンのメラトニンも分泌されやすくなるのです。

ただし、CBDの睡眠導入効果を十二分に実感するためには、このサイクルを理解したうえで、適切なタイミングで適切な量を摂取することが大切です。

基本的には、少ない用量を摂取するとカフェインと同じように集中力アップに役立ち、増量するとリラックス効果や眠気を引き起こしますが、製品自体の含有率にもよりますので、それぞれの製品の使用法などをよく確認したうえで使用してください。

最初は少ない量から試して、自分に合っている量を見つけていくとよいでしょう。

◆イライラを紛らわすアルコール、タバコはもういらない

飲酒や喫煙が習慣化している人のなかには、「やめたいけれど、やめられない」「仕事がしんどいと現実逃避でお酒を飲み過ぎてしまう」「ストレスが溜まると喫煙量が増える」という人もいるでしょう。

お酒やタバコが好きで適量を楽しむ分には問題ありませんが、イライラを解消する目的

で過度に摂取することは、体のためにも避けるべきです。

皆さんよくご存じの通り、お酒の飲み過ぎは肝障害や高血圧、心疾患、糖尿病、胃腸障害をはじめとするさまざまな疾患を引き起こしますし、睡眠障害やアルコール依存症など、精神によくない影響を及ぼすこともあります。

また、タバコは、肺がんをはじめとするさまざまながんや、心筋梗塞、脳梗塞といった循環器疾患、慢性気管支炎、肺気腫などのリスクを高めます。

そうとわかっていてもアルコールやタバコをやめられない大きな理由は、ほかにイライラを解消する手段がないということでしょう。さらに、長年の習慣により、「飲まないと落ち着かない」という状態に陥っている人も多いと思います。

実際、お酒やタバコをやめるのは簡単なことではありません。しかし昨今、CBDを摂取することで、お酒やタバコの依存症状を緩和できることが徐々に解明されつつあります。

2018年には、ラットを使用した実験によって、CBDがアルコール摂取の減少や依存症再発の防止効果をもたらすことが示されています。

人間のアルコール依存症の治療に効果があるかどうかについては、今のところまだ確認されていないものの、大きな期待が寄せられています。

また、タバコに関しては、喫煙者を対象にした実験の結果、CBD吸引器を1週間使用すると、喫煙量が40％減少されたことが報告されています。つまり、依存行動を抑制する効果が示されたということです。

アルコールやタバコとCBDの相関性については、現状は研究段階ではありますが、今後さらに実験が重ねられることによって、CBDが、アルコールやタバコの依存症の人たちにとっても有益なものとなる可能性は高いといえるでしょう。

◆CBD入りのビール、電子タバコも売っている

近年、海外だけでなく日本でも、CBD入りのアルコール飲料が増えています。CBD配合のビールやCBD配合のワインなどが販売されているだけでなく、欧米のバーではCBDを使用したカクテルも提供されているそうです。

日本では、若者が集う渋谷、海外から入ってくる新しい文化への関心の高い人が集まる六本木などを中心に、CBD入りアルコール飲料を提供するバーやカフェが増えており、

なかには、店名に「ＣＢＤ」の言葉が入る店舗もあります。そうした店に出入りする人は、もちろんＣＢＤを目当てとしており、気に入ったものがあれば自宅に買って帰って楽しむこともあるようです。

オンラインで購入できるＣＢＤ入りアルコール飲料にもさまざまな種類があります。老舗メーカーとのコラボによって誕生したＣＢＤ入りクラフトビールもあれば、クラウドファンディングで話題となったＣＢＤ配合ビールや、国内でも人気のブルワリーが手掛けるＣＢＤ入りのビールもありますので、数種類のビールを取り寄せて飲み比べを楽しむのもよいでしょう。

さらに最近では、焼酎ベースのＣＢＤ配合リキュールなどのユニークなアルコール飲料も発売されています。自分好みのＣＢＤ入りアルコール飲料も見つかりやすいのではないでしょうか。

ただし、ＣＢＤが配合されていて健康へのよい効果も期待できるとはいえ、アルコールの過度な摂取自体は体にとってよいことではありません。心身の健康や美容面への影響も意識しながら、適切な量を摂取することを心がけてください。

タバコがやめられない人にも、おすすめのＣＢＤ製品があります。ＣＢＤ成分を配合した電子タバコのリキッドです。

タバコも、アルコールと同じで基本的には体によいものではありませんが、タールだけでなくニコチンもフリーなものや、ＣＢＤが高濃度で配合されているものもありますので、安心して試してみることができます。

◆ＣＢＤでリラックスライフを手に入れよう

好きなお酒やタバコを楽しみながら健康な体を目指せると聞くと、すぐにでもＣＢＤを日常に取り入れたいと考える人は多いかもしれません。

しかし、ＣＢＤは誰もが同じように効果を実感できるわけではありません。なかでも特に効果を実感しにくいのが、普段から大量にアルコールを摂取するなどして、体内のいたるところで炎症を起こしている人です。そういう人は、どれだけ大量にＣＢＤを摂取しようとも、理想の効果を得ることはできないでしょう。

ＣＢＤは、お酒の飲み過ぎやタバコの吸い過ぎなどによって受けたダメージを帳消ししてくれる、魔法のような成分ではありません。脂っこい物や甘い物の摂取や暴飲暴食をやめることなく、ダイエットサプリメントを摂取して痩せようとしても効果が出ないのと同じことで、生活習慣を改めずにＣＢＤを摂取しても何の効果も感じられません。

ＣＢＤを摂取することで体や心を理想の状態にもっていきたいのなら、同時に生活習慣を見直すことが必須です。

睡眠や休息を十分にとれているのか、ストレスを溜めたまま過ごしていないか、バランスのとれた食事を意識できているのか、いま一度目を向け、改善できることは改善していくことで、ＣＢＤの効果をより実感しやすくなります。

自分の生活を見つめ直した結果、例えば十分な休息がとれていないとわかったなら、飲み会に参加する回数を減らして、早めに布団に入る日を増やすのが賢明です。就寝前に適量のＣＢＤを摂取することでいつもより深く眠ることができたら、よりしっかりと疲れがとれるでしょう。

ＣＢＤを摂取するうえで、もう一つ知っておいていただきたいのは、「1回の摂取では効果を実感しにくい」ということです。

ＣＢＤは私たちの体内にあるＣＢ1受容体およびＣＢ2受容体と深く関係しています。しかし、いずれの受容体もＣＢＤを摂取した後すぐに作用するわけではなく、ジワジワと時間をかけて作用するのです。そのため、1日や2日ではCBDの効果をほとんど実感することはできないでしょう。

受容体がしっかり反応してくれるまでには時間がかかります。最低でも2週間、できれば1カ月間、毎日継続することで、CBDによって心身が変わっていくことを実感できるはずです。

生活習慣を改めれば、さらに高い効果を実感できるでしょう。ぜひCBDの摂取後の変化を楽しんでいただきたいと思います。

第5章

ココナッツオイルのように
コーヒーや紅茶に混ぜて飲もう

◆大麻は1万年以上前から世界中で使われていた

２０２１年７月、アメリカの科学誌『サイエンス・アドバンシズ』で、大麻の歴史に関する論文が発表されました。それによると、大麻草が最初に栽培されたのは今から約１万２０００年前で、場所は中国だということです。

研究チームは起源を突き止めるべく、在来種や野生種から、栽培変種、交配種まで全部で１１０種類のゲノムを解析。「大麻草が初めて栽培されたのは新石器時代初期の東アジアで、現在、麻やドラッグの原料として用いられているすべての品種は、中国の野生種と在来種の先祖とされる遺伝子プール（互いに繁殖可能な個体からなる集団がもつ遺伝子の総体）から分岐している」との結論を出しています。

また、ゲノムの進化を辿った結果、数千年にわたってさまざまな用途に使われてきたことも明らかになりました。進化の過程において、現在、麻製品にするために栽培されている品種や、ドラッグとしての使用を目的として栽培されている品種は、いずれも約４０００年前に始まった選択培養に由来すると考えられるといいます。

では、中国と同じ東アジアに位置する日本では、いつごろから大麻草が栽培されていたのでしょうか？　現在の福井県で発掘された「鳥浜貝塚」から「麻縄」が出土していることから、約1万年前の縄文時代には、麻が栽培されていたことがわかっています。

また、弥生時代の遺跡からも麻でつくられた織物が発見されていますので、古来、日本人にとって麻が生活になくてはならないものだったことが推測されます。織ったものが庶民の普段着や仕事着の素材として使われることもあれば、麻の実が明かりをともすための油として使われることもありました。

しかし、江戸時代になると麻の繊維に代わって木綿が使われるようになり、海外からも他の種類の繊維が輸入されるようになったことから、大麻産業は次第に縮小していきます。

それでも、麻の繊維も実も活用でき、芯の部分は建築材料にも使える大麻は、使い勝手がよいため、日本中の農家は自由に大麻草を栽培していました。

胃腸の病気やぜんそくに対して効果があると認められていたことから、医療用としても使われていましたし、天皇による新年行事の衣装に麻が使われたり、伊勢神宮のお札に麻紙が用いられたりと、日本の文化・伝統と深く結びついていました。私たち日本人にとって、大麻はとても身近で大切な存在だったのです。

ところが、そこから時を経て戦後になると、GHQが突如として日本における大麻草の栽培を禁止。1948年、大麻取締法が制定されると、大麻草栽培には免許が必要となります。しかも1年ごとに免許の更新が必要とされたことや、1960年代に入ると欧米を中心にヒッピー文化が隆盛してマリファナ喫煙者が増えたことから、麻薬としてのネガティブなイメージが強くなり、各地の大麻農家は徐々に終焉を迎えていくこととなりました。その結果、戦前には全国で1万~2万ha存在していた大麻草栽培の土地面積は、現在ではわずか5haほどに縮小されています。

こうした歴史から、現在、日本は大麻に関しては世界的に見て後進国となっています。しかし、日本に大麻草栽培を禁じたアメリカでは、2020年時点でCBDの認知度が約90%という結果が出ていますし、2021年には、同国の製薬会社、ファイザー社は、カンナビノイド系治療薬「Olorinab(APD371)」の開発で知られるアリーナ・ファーマシューティカルズ社を約7600億円で買収しています。

これらのことからも、現状、日本は世界に後れを取ってはいますが、ここから加速度的にCBDの認知度およびニーズが高まることが予想されます。

◆実、茎、葉、穂、根、すべてが有効な天然資源

葉っぱや皮も食べられる人参や大根、茎までおいしいブロッコリーなど、野菜は「捨てるところがない」といわれることが多いですが、大麻草もまさに、あらゆる部位を有効に活用できる天然資源です。

ＣＢＤが含まれているのは、大麻草の種子および成熟した茎の部分です。種子は食品、食用油、化粧品、石けんなどの原料に用いられています。

茎に関しては、茎の芯はエタノール燃料および紙・建材、プラスチック、茎の皮は糸、ロープ、織物、編み物の材料と、それぞれ異なった用途で使われています。

１１０ページで述べた通り、日本における大麻草の規制は、「部位規制」から「成分規制」へと変更される方向にありますが、少なくともこれまでは、種子と茎の２つの部位に関しては規制の対象外とされていました。

また、葉の部分は医療品や肥料、飼料、穂の部分は医療品、根は土壌改良に活用されています。

土壌改良にまで使われているなんて、まさにSDGsの大切さが叫ばれている今の時代のニーズにぴったり合致した植物といえるのではないでしょうか。実際、日本では古来、痩せた土地を改良するために麻を植えてきた歴史があります。加えて、土壌に溜まった硝酸性窒素濃度を低減させる効果も確認されています。

さらに、大麻草は害虫に強く、栽培時に農薬や化学肥料を必要としないうえ、水が少ない土壌でも育ちます。年間降水量がわずか100～200㎜の土地で栽培できた事例もあるほどで、砂漠の緑地化にも役立てられるのではないかと期待されています。

また、塩分を含む土壌や、荒地、山腹地など、農作物を育てるのには適さないとされる「不良土」でもすくすくと育つことから、土地の有効活用にもつながるといわれています。

そして、成長速度が非常に速く、100～200日で3～4mほどの大きさになります。これは雑草が伸びるスピードよりもはるかに速いため、除草剤を使う必要もありません。また、麦やトウモロコシなどの輪作体系のなかで栽培できるため、大規模単一栽培による環境負荷の低減にもつながります。

こうしてみると、大麻草という植物がいかに私たちの生活を豊かにしてくれる植物であるかがよくわかります。活用方法によっては、世界の飢餓や貧困の削減にも貢献し得るに違いありません。

◆「バドテンダー」とは合法大麻の販売員のこと

世界には、「バーテンダー」ならぬ「バドテンダー（Budtender）」と呼ばれる職業が存在する国があります。

バドテンダーとは、合法大麻の販売員のことで、顧客の症状やニーズを聞いたうえで、一人ひとりに合った商品や量および知識を提供してくれる人たちです。

バドテンダーとして働くためには、大麻に関する膨大な知識や経験が不可欠ですが、必ずしも資格が必要ということはありません。しかし、バドテンダー次第で売れ行きにも影響があるため、雇用主は知識やコミュニケーション力はしっかりとチェックします。

知識の証明のために資格を取得したい場合は、オンラインの講座を受講して修了証を交付してもらうこともできます。

大麻に関しての「知識」とは、効果や摂取方法だけではありません。顧客によっては、大麻の歴史や安全性、ＣＢＤ以外の化合物と、それによる体への影響を知りたがる人もいるでしょう。

また、最近の流行や業界の動向に関心が高い顧客もいます。それに対応するためには、常に大麻に関する最新情報を得ておく必要がありますし、今後の動向の予測に関しても自分なりに語れるに越したことはありません。

さらに、顧客の多くは心身に不調を抱えているため、相手の心に寄り添い、不安を緩和してあげようとする姿勢も求められることはいうまでもありません。まさに、薬局における薬剤師のような存在といえるでしょう。

では、どこへ行けば、そんな消費者にとって頼りになる存在であるバドテンダーの接客を受けられるかというと、「ディスペンサリー（Dispensary）」と呼ばれる大麻販売所です。海外では、それぞれの街に暮らす人々が利用するスーパーに隣接して、ディスペンサリーが設営されていることも珍しくありません。ディスペンサリーをさがすには、「Leafly」というアプリを使うと便利です。

大麻関連の職業は、バドテンダーのほかにも次のようなものがあります。

●マスターグロワー(Master Grower)

大麻草の栽培ビジネスにおける花形の職業は「マスターグロワー」です。企業によっては、「ヘッドグロワー」「ヘッドオブセキュリティー」との名前で呼ぶこともあります。マスターグロワーの仕事内容は、大麻草栽培の総合的な管理です。潅水システムやライトなどの機器の管理、栽培室の温度管理、湿度管理などのすべてを決定して、従業員に対して必要な指示を出していきます。

マスターグロワーになるためには、「大学で生物学、園芸学、または農学を専攻していること」および「大規模プランテーションにおいて3年以上の就業経験を有していること」が求められることがほとんどです。条件をクリアするのは簡単ではないため、給料も高めに設定されています。

●トリマー(Trimmer)

「トリマー」と聞くと、多くの人は犬や猫の毛をキレイに整えてくれる専門家を思い浮かべるでしょう。大麻業界における「トリマー」も基本的にはそれと同じです。大麻草から余分な葉っぱなどを切り落として、花穂の形を整えることが仕事です。

ペットの毛のケア同様、手作業でトリムすることもありますが、昨今はほとんどの会社でトリムマシーンが使われています。

●品質管理(Quality Assurance)

名前の通り、大麻の品質管理を行います。在庫の管理や衛生管理はもちろん、大麻に関する法律への対処方法をアップデートしていくことも重要な仕事です。

●オイル抽出(Extraction Technician)

大麻草からCBDを抽出する仕事に従事します。

●カルティベーター(Cultivator)

カルティベート（Cultivate）は日本語にすると「耕す」。大麻草の管理、収穫を行う人々です。

日本では、今のところ「バドテンダー」として生計を立てている人はいませんが、今後の業界の動向次第では、近い将来、街中でバドテンダーとのコミュニケーションを楽しめる日が訪れるかもしれませんね。

◆サプリやパッチなど、ＣＢＤの６つの摂取方法

ＣＢＤの摂取は美容面や健康面によい影響をもたらしますが、１度や２度の摂取ではしっかりとした効果は感じにくいといえます。

確かな効果を実感するためには、摂取を習慣化することが大切です。しかし、毎日摂取することが億劫だったり、味やニオイが苦手だと感じたりする人もいると思います。

そんなときは、自分の嗜好や体質、味覚や嗅覚などと相性のよい摂取方法を選べば、無理なく続けることができるかもしれません。

また、もう一つ覚えておいてほしいのは、「目的に合った摂取方法を意識すると、より高い効果を実感しやすい」ということです。

では、具体的にはどんな摂取方法があるのか、これまで紹介したもののおさらいも含めて、ここで詳しく説明していきましょう。

●CBD配合の食品（CBDエディブル）

ＣＢＤを配合した食品は、ＣＢＤ特有の味やニオイを感じにくいため、摂取しやすいと思います。

しかし、子どもの場合、〝美容や健康のため〟と割り切って摂取することもある大人とは違い、おいしくなければ続けることが難しいかと思いますので、好みに合った食品を選ぶことが望ましいでしょう。

子どもと一緒に楽しめるＣＢＤ配合食品としておすすめは、グミやクッキー、チョコレートなどのお菓子です。最近は、大手のお菓子メーカーからもさまざまなＣＢＤ配合お菓子が販売されています。

また、ＣＢＤ以外の成分についても体への安全性ややさしさにこだわってつくられているグミ、カカオのクオリティを追求したチョコレートバー、ヴィーガンフレンドリーなクッキーなど、日ごろからお菓子選びにこだわりがある人にぴったりなものも、日々誕生しています。

固形物が得意ではない高齢者などのおやつとしては、ＣＢＤ配合のアイスクリームといったものもあります。

おやつやスイーツを食べる習慣がないなら、ＣＢＤ入りのバターやピーナッツバターを朝食のパンにつけていただくのもよいでしょう。また、最近ではＣＢＤを練り込んだ乾麺を使ったカップ麺なども登場しています。自分の好きな食べ物、好きなメニューでＣＢＤ入りのものを探してみるのも楽しいかもしれません。

先に紹介したビールも、ＣＢＤエディブルと併せて活用するとよいでしょう。

●サプリメント

錠剤タイプのサプリメントは、水またはぬるま湯で服用すればＯＫですので、ＣＢＤ特有の味もニオイも気になりません。そのため、もっとも気軽に摂取する方法であるといえるでしょう。

ただし、経口摂取は効果を実感できるまでに時間がかかることと、体への吸収率が高くないことはデメリットです。

●CBDオイルの経口摂取(舌下摂取)

経口摂取のデメリットが気になる人におすすめしたいのは、CBDオイルを舌下に垂らして摂取する方法です。

経口摂取の場合は、食道、胃、小腸、肝臓などを通過してからようやく全身を巡る血管に入りますが、舌下からの摂取であればすぐに血管に入るため、短時間で効果が現れやすいといわれています。また、舌下から摂取したCBDオイルは肝臓を通過しないため、肝臓の消化・分解作用を受けないことから、吸収率が高いのも大きな特徴です。

ただし、舌下摂取にもデメリットがあります。CBDオイルの味が口の中に残ることから、人によってはなかなか慣れないこともあります。

また、舌下摂取のコツをつかんでいないために、そもそも舌下からうまく吸収できていない人も多いかもしれません。舌を上に持ち上げた状態で舌下にCBDオイルを垂らし、1分半~2分程度、CBDオイルが舌の裏側に接している状態を維持し続けることが大切です。そうすることによって、舌の裏側の血管からCBDオイルが体内に吸収されます。

しかし、この方法を守っても多少は口内に味が残るため、「口の中が気になってかえって眠れない」という人もいるようです。その場合は、ノンカフェインのコーヒーや紅茶、ヨーグルトなどに入れるとよいでしょう。

●吸引摂取

ヴェポライザー（加熱式タバコ）や気化器などでＣＢＤオイルを気化させてから吸い込むことで、肺から直接吸収する方法です。

吸引摂取のメリットは、舌下摂取よりさらに早く効果が現れるうえ、吸収率も舌下摂取より高いことです。舌下摂取と比較して34～56％も吸収率が上がるといわれています。

ただし、効果の持続時間は短く、30分～1時間ほどしかもたないとされています。

また、ヴェポライザーは比較的入手しやすいですが、ネブライザーで吸引したい場合は、ＣＢＤを治療に取り入れているクリニックなどを探す必要があるため、ハードルが高いと感じるかもしれません。

●パッチ（経皮吸収）

サプリメント以上に気軽にトライできるのが、ＣＢＤの成分を含有しているパッチです。肌に貼ったところから吸収するので、味覚や嗅覚に影響しません。

メリットは、長時間一定濃度を保てる持続性。痛みを緩和してくれる効果が期待できるものもあるので、慢性疾患の症状を和らげたい人には向いているでしょう。ただし、肌が弱く、絆創膏などでもかぶれやすい人にとっては不安もあるかもしれません。

●クリーム

シミやシワ、ニキビなどの肌の悩みがあるなら、抗酸化作用が高いＣＢＤを配合したクリームを塗布することで改善が見られる場合があるでしょう。

また、ＣＢＤには抗炎症作用や痛みを和らげる効果も期待できますので、筋肉痛やひざ痛の緩和にＣＢＤクリームが用いられることもあります。濃度などによっては、リウマチや関節炎の症状緩和目的で使用されることもあります。

以上、それぞれの摂取方法にメリットやデメリット、向き不向きがありますので、自分のニーズに合った方法、続けやすい方法を試してみてください。

◆アロマや化粧品にも配合されている

心身の不調改善を目的とする場合は、症状の改善に役立ち、無理なく続けられる摂取方法を考えることが大切ですが、もっと気軽にＣＢＤを試してみたいという人には、ＣＢＤ含有のアロマや化粧品がおすすめです。

お香のように焚くタイプはもちろん、手首に塗って楽しむロールオンタイプ、マスクなどに吹きかけて使えるスプレータイプまで、ＣＢＤ配合のアロマ製品はさまざまに存在します。

また、最近は、一段上の〝ととのう〟を実感できる「ロウリュ用ＣＢＤアロマウォーター」や、バスタイムのリラクゼーションを格上げしてくれる「ＣＢＤ入りバスボム」「ＣＢＤ配合バスソルト」などのユニークな製品も登場しています。

化粧品のほうはさらにバラエティ豊かで、化粧水、美容液、クリームといった基礎化粧品だけでなく、フェイシャルマスクやハンドケア製品まで登場しています。

加えて、ヘアケアのためのＣＢＤシャンプーやＣＢＤコンディショナーも開発されていますが、そのうちの多くの製品が、ＣＢＤがもつ抗酸化作用や抗炎症作用などの美容や健康に有益な効果をしっかり感じられるよう、ＣＢＤ以外の成分にもこだわってつくられています。エイジングケアに関心の高い女性はきっと、いろいろ試してみたくなると思います。

さらに興味深いのは、フェムテック業界もＣＢＤ製品の開発に着手し始めていることです。デリケートゾーン用のソープやボディークリームにＣＢＤを配合した製品も、次々と誕生しています。これからの時代は、全身いたるところのケアにＣＢＤが活用されるようになるでしょう。

◆ＣＢＤの安全性と効果はＷＨＯにも認められている

ＣＢＤがいかに安全で体にいい成分であると謳われていても、マリファナのネガティブなイメージによる先入観から、「信頼できるエビデンスなしには試したくない」と思う人もいるかもしれません。しかしご安心を。ＣＢＤの安全性と効果については、すでにＷＨＯも認めています。

ＷＨＯは、「すべての人々が可能な限り最高の健康水準に到達すること」を目的として設立された国連の専門機関です。

２０１７年、世界的にＣＢＤに注目が集まり始めたことを受けて、ＷＨＯのＥＣＤＤ（薬物依存に関する専門委員会）は「カンナビジオール（ＣＢＤ）事前審査報告書」を作成。このなかで、「ＣＢＤは良好、安全な成分で、（使用に関して）良好な忍容性がある」と報告しています。また、いくつかの国において、ＣＢＤを医薬品として受け入れるために国の規制が緩和されていることも報告しています。

さらに２０１９年には、ＷＨＯ事務総長のアントニオ・グテーレス氏は国連事務総長宛てに、国際的に薬物を統制するシステムである「スケジュール・リスト」の変更に関する通知を送っています。

大麻草を規制している国際条約は、１９６１年に公布された「麻薬に関する単一条約（麻薬単一条約）」、１９７１年に公布された「向精神薬に関する条約（向精神薬条約）」、１９８８年に公布された「麻薬及び向精神薬の不正取引の防止に関する国際連合条約（麻薬新条約）」の３つがありますが、これらの内容を変更するためには、ＣＤＮ（Commission on Narcotic Drugs：国連麻薬委員会）で投票権のある53カ国の投票によって可決される必要があります。

投票の結果、２０２０年12月、国連は大麻草を「もっとも危険で医療価値なし」という従来の分類から変更。医療価値を認めることとなりました。

このように、世界中でＣＢＤに対する認識が変わっていくなか、日本でも、２０１５年には医療従事者を対象とした「日本臨床カンナビノイド学会」が設立されています。

同学会は、ＣＢＤに関する臨床研究および機能性食品としてのＣＢＤの評価から活動をスタートし、その後、学術セミナーおよび学術集会を定期的に開催するなど盛んに活動しています。２０１６年からは、「ＩＡＣＭ（International Association for Cannabinoid Medicines：国際カンナビノイド医療学会）」の正式な日本支部として、ＣＢＤの普及にも貢献しています。

第6章

CBDの不安や誤解をなくすQ&A

Q1 CBDを摂取するのは違法にならないの？

日本には「大麻取締法」という法律があるため、「CBD＝大麻＝違法」とイメージする方が大半です。でも実は、大麻草は私たちにとってとても身近なものです。

例えば、洋服のタグに「麻70％、綿30％」などと印字されているのを見たことはないでしょうか。大麻草の茎は頑丈な繊維がとれるため、日本では昔から衣服やロープの材料として使われてきました。しめ縄や横綱の綱も、麻で編まれています。

大麻草の種子は「麻の実（ヘンプシード）」のことで、七味唐辛子に入っています。鳥などのペットのエサにも入っていますし、最近では健康効果が高い「スーパーフード」として、美容や健康を気にする人たちの間で人気です。

ですから、大麻草がすべて違法というわけではなく、茎と種子は、法律の規制対象ではないのです。

それでは、CBDはどうかというと、CBDは茎と種子から抽出された成分であるため、違法ではありません。

大麻草で問題になるのは、花や葉に多く含まれるＴＨＣという成分です。これは、多幸感や幻覚などの向精神作用をもっているため、日本では使用が規制されています。

注意していただきたいのが、日本で販売されているＣＢＤのなかには、「ＴＨＣを含まない」と書かれていても、実際はＴＨＣが含まれているものもある、ということ。万が一、購入したＣＢＤ製品にＴＨＣが混入していた場合は、所持しているだけでも違法になります。そのため、必ず国の許可を得ている正規の輸入代理店や販売店など、信頼のおけるお店で購入するようにしましょう。

Ｑ２　ＣＢＤを買ってみたいけれど、どこで手に入るの？

ＣＢＤは大手のＥＣサイト、メーカー直販サイト、ＣＢＤ専門ＥＣサイト、実売店舗などで購入できます。最近では、女性向けのオーガニックショップやコスメ店などでも扱われるようになり、パッケージもとてもおしゃれで、若い人が手に取りやすい雰囲気の商品が多く販売されています。

ただし、気をつけたいのはＣＢＤのクオリティです。大手ＥＣサイトではさまざまなメーカーの商品が販売されていますが、玉石混淆で、なかには怪しい商品（「ＴＨＣを含まない」と書かれているのに、実際は微量含んでいる、など）もあります。

ＣＢＤの品質、特にＴＨＣを含んでいるかどうかは、一般の消費者ではまったく見分けがつかず、専門機関が検査をしなければわかりません。そのため、知らず知らずのうちにＴＨＣを摂取していた、ということもないとはいえません。この場合、幻覚などの症状が起きるだけでなく、所持していること自体、罪に問われます。

ＣＢＤを初めて購入する場合は、メーカー直販サイトや実売店舗など、必ず信用できるお店を利用することをおすすめします。

Q3 ＣＢＤの値段は高いの？

日本で販売されているＣＢＤには、海外でつくられたものと国内でつくられたものがあります。一般に、国内製造のＣＢＤは原材料を海外から輸入しているので、輸入コストや為替の変動を受けることが多く、価格が上下しがちです。

また、ＣＢＤの値段はメーカーや製法、ＣＢＤ含有量（ＣＢＤ濃度）によって変わります。特にＣＢＤ含有量は重要で、同じメーカーの製品でも含有量によって価格が大きく違います。

一般に、濃度が低ければ1万円以内で買えるものもありますが、濃度が高いものになると数万円になることもあります。通常は、ＣＢＤ含有量と金額は比例すると考えておいていいでしょう。

初めてＣＢＤを使う場合は、リーズナブルで低い濃度のＣＢＤから始めてみるのもいいかもしれません。ＣＢＤの含有量は、多ければ多いほどよい、というものではありません。

使用感には個人差がありますので、「○○さんは含有量が多いものでないと効果がなかったけれど、××さんは含有量が最低ラインでも効果があった」という場合があります。まずは低濃度のものから試し、体調や体感などを観察して、「もう少し、濃度が高いほうがいいな」と思ったら、ワンランク上のものを入手してみるといいでしょう。

Ｑ４　大量に摂取しても大丈夫なの？

一般に、ＣＢＤを使った製品は安全性が高く、大量に摂取しても問題になることはほとんどありません。ＴＨＣと違い、気分が過剰に高揚したりすることもありませんので、安心して活用していただきたいと思います。

ＣＢＤは天然の植物に由来する成分ですから、ＷＨＯも、「衛生管理が行われ有害成分の混入がない限りは安全に使用できる」と認めています。

量だけでなく、濃度が高いもの（ＣＢＤを多く含有するもの）をたくさん使っても、特に問題になることはありません。例えば私は、がんや神経疾患などの闘病中にＣＢＤを使う患者さんには高濃度のものをおすすめしています。

摂取量は、一人ひとりの目的や体調によっても異なります。どれくらい摂取すべきかは、次を参考にされればいいと思います。

●**低用量（１日あたりＣＢＤを０・５～20㎎摂取）**：不眠症、気分の落ち込み、更年期症

状、ＰＴＳＤ、ストレス、メタボリック症候群など

●標準用量（1日あたりＣＢＤを10～１００mg摂取。濃度15％以上のＣＢＤを推奨）：慢性的な痛み、炎症、不安障害、うつ病、自閉症、自己免疫疾患など

●高用量（1日あたりＣＢＤを50～８００mg摂取。濃度15％以上のＣＢＤを推奨）：がん、てんかんなど

（※あくまでも目安です）

もっと安全に生活のなかでＣＢＤが摂取できるように、例えば7日ごとに少しずつ増やしていくステップ・アップ摂取という方法もあります。その際は以下の点に注意してください。

- 量が増えたら摂取回数を1日数回、朝・昼・晩などに分ける
- 少しでも気がかりな症状が出たら量を減らす
- 目的の症状が緩和したところで増量をストップする
- 飲み忘れに注意し、決まった量を摂取する

図表12 健康の保持増進をしたい方

体重(kg)	week1	week2	week3	week4	week5
45	1㎎	3㎎	5㎎	7㎎	10㎎
55	1㎎	4㎎	6㎎	8㎎	12㎎
65	1㎎	4㎎	7㎎	10㎎	14㎎
70	2㎎	5㎎	8㎎	12㎎	16㎎
80	2㎎	5㎎	9㎎	13㎎	18㎎
90	2㎎	6㎎	10㎎	14㎎	20㎎
100	2㎎	7㎎	11㎎	15㎎	22㎎

図表13 健康に不安のある方

体重(kg)	week1	week2	week3	week4	week5
45	15㎎	20㎎	30㎎	40㎎	50㎎
55	18㎎	24㎎	36㎎	48㎎	60㎎
65	21㎎	28㎎	42㎎	56㎎	70㎎
70	24㎎	32㎎	48㎎	64㎎	80㎎
80	27㎎	36㎎	54㎎	72㎎	90㎎
90	30㎎	40㎎	60㎎	80㎎	100㎎
100	33㎎	44㎎	66㎎	88㎎	110㎎

図表14 がんや神経疾患などの持病のある方

体重(kg)	week1	week2	week3	week4	week5
45	75㎎	100㎎	150㎎	250㎎	400㎎
55	90㎎	120㎎	180㎎	300㎎	480㎎
65	105㎎	140㎎	210㎎	350㎎	560㎎
70	120㎎	160㎎	240㎎	400㎎	640㎎
80	135㎎	180㎎	270㎎	450㎎	720㎎
90	150㎎	200㎎	300㎎	500㎎	800㎎
100	165㎎	220㎎	330㎎	550㎎	880㎎

※1日あたりの摂取量

Q5 副作用はないの？

ＣＢＤ製品は安全性が高いとはいえ、副作用のリスクはゼロではありません。

ＣＢＤの副作用を調べた研究によると、下痢や倦怠感、食欲の変化、吐き気、不安、ドライマウスなどが報告されています。

ＣＢＤを飲み始めた当初は、含有されているＭＣＴオイルの影響で、お腹が緩くなる方がいるようです。

万が一、このような副作用が起こった場合はＣＢＤ製品の使用をいったん中止し、症状が深刻なときはかかりつけの医師に相談するようにしましょう。

また、すでに他の薬を服用している場合は、薬物の相互作用により、副作用が現れることがあります。

特に、がんや神経疾患などの治療でＣＢＤを使ってみたいという場合は、自己判断で使用を開始するのではなく、まずはかかりつけ医に相談することをおすすめします。

Q6 依存性はないの？

ＣＢＤは習慣性や依存性がありません。

権威のある医学雑誌『ランセット』に掲載された論文に、さまざまなドラッグと依存性や害の大きさを比較したものがあります。

それによれば、依存性が大きい薬物は上からヘロイン、コカイン、タバコ、アルコール、睡眠薬（バルビツール）、覚醒剤、大麻の順番であり、また、害が大きい薬物は上からヘロイン、コカイン、睡眠薬、アルコール、覚醒剤、タバコ、大麻の順番でした。

大麻にはＴＨＣが含まれますが、ＴＨＣを含まないＣＢＤ製品は、一般的な使用法であれば、依存症になることはありません。

Q7 ＣＢＤと医療用大麻は何が違うの？

ＣＢＤは、これまでお伝えしてきたようにさまざまな医療効果が期待できます。例えば、慢性疼痛、不安、炎症、うつ病、その他さまざまな疾患に効果を発揮しますし、自己免疫疾患（炎症、リウマチ性関節炎など）、神経疾患（アルツハイマー病、認知症、パーキンソン病、多発性硬化症、てんかん、ハンチントン病、脳卒中、外傷性脳損傷など）、メタボリック症候群（糖尿病、肥満など）にも効果が期待されています。

一方、医療用大麻にはCBDだけでなく、THCの成分も含まれています。THCもCBDも、どちらも強力な医療効果がありますが、CBDと違って、THCには多幸感や幻覚などの向精神作用もあります。

しかし、CBDとTHCを同時に摂取することで、そうしたTHCの向精神作用が抑えられるだけでなく、アントラージュ効果により、CBDやTHCを単体で摂取したときよりも、はるかに高い効果が得られることもわかっています。そのため、医療用大麻にはCBDだけでなくTHCも含まれているのです。

Q8 日本と海外どっちのメーカーがいいの？

日本メーカーと海外メーカーのCBD製品では、実際のところ、成分の差はほとんどありません。しかし海外メーカーの場合はＴＨＣが含まれている可能性があります。また、海外には部位規制もないため注意が必要です。

海外でＣＢＤ製品を購入する場合、国や地域によっては、娯楽用の大麻が解禁になっていることもありますから、ＣＢＤ製品を購入しているつもりでも、ＴＨＣが含まれていることがあります。

知らずに海外で購入し、日本に持ち込もうとすると罰せられます。海外で購入する際には注意するようにしましょう。

Q9 どうやって抽出されるの？

ＣＢＤの抽出法にはさまざまな方法があります。

- **オリーブオイル抽出法**：麻を一定時間温めた後、キャリアオイル（オリーブオイルまたはココナッツオイル）に数時間漬け、再び温めると成分がオイル内に溶け出す
- **アルコール抽出法**：麻を細かく裁断し、エタノールやイソプロピルアルコールを主原料とした溶剤に漬け込む

・**超臨界二酸化炭素抽出（CO_2抽出）法**：密閉式抽出器を使ってCO_2ガスを液体になるまで圧縮し、そこに麻を漬け込み、再び二酸化炭素をガスにして成分のみ残す

現在、主流となっているのは「超臨界二酸化炭素抽出法」です。残留溶剤の心配がなく、また、低温で抽出されるため成分が破壊されるリスクもありません。ただし、生産環境を整えるのに初期投資が必要になるため、ＣＢＤの価格が高めに設定されていることが少なくありません。

アルコール抽出法の場合、溶剤として使われたアルコールが残留するリスクがあります。オリーブオイル抽出法は抽出に時間がかかる、防腐剤を加えなければ腐りやすいというデメリットがあります。

Q10　子どもでも摂取できるの？

日本では、ＣＢＤ製品は食品扱いのため年齢制限はありません。特に、てんかんのあるお子さんには親御さんが摂取を促しているケースもあるでしょう。

ただし、注意をしていただきたいのは、子どもがＣＢＤを摂取した際の副作用は詳しく研究されていないため、実際、どのような影響が出るかわからない、という点です。

また、海外からの輸入製品のなかには、ＴＨＣ成分を含む粗悪な品が混ざっている可能性も拭い切れません。

そのため、もしお子さんにＣＢＤを与える場合は、製品の品質が担保されているものを、少量から摂取させることをおすすめします。また、普段、何らかの常備薬を用いている場合は、かかりつけ医に相談してから使用しましょう。

Q11 濃度や成分はどうやって見分けるの？

製品によって濃度や成分が異なるため、購入する際には、必ずラベルやパッケージを見て、それらの情報を確認するようにしましょう。

例えば、10㎖の容器に「ＣＢＤ濃度15％」と表示がある場合、１５００㎎のＣＢＤが入っているということになります。

ＥＣサイトで購入する場合も、濃度や成分は明記されていますので、よく確認しましょう。

Q12 いつ、何回摂取したらいいの？

CBDに限らず、基本的には「空腹時のほうが、吸収がよい」という考えが一般的ですが、CBDを摂取する際には「摂るタイミングを守ること」よりも「定期的に摂取すること」を重視することをおすすめします。

薬もそうですが、その効果を最大限、発揮させたい場合には、血中濃度がどれぐらいの時間、維持されているのかが大切です。

1991年アメリカで行われた研究では、700㎎のCBDを6週間摂ったところ、徐々にその血中濃度は上がる傾向がありました。また使用をやめてから1週間後には、体からほとんどCBDが排出されたと報告されています。

血中濃度を高く保つためには、定期的に摂取することが大切です。まずは1日1回から始め、体調や状態を見ながら1日2～3回に増やしてもいいでしょう。

また、摂るタイミングについては、例えば不眠を改善したい場合には就寝前に使用する、痛みや不安を軽減したい場合には、そのような症状が出たら摂取するなど、ＣＢＤを使用する目的に応じてアレンジするといいと思います。

Q13 美肌効果があるって本当？

ＣＢＤには抗炎症効果、抗酸化効果があり、肌の異常を緩和したり、機能を改善したり、再生を助けたり、さまざまな効果が期待されます。

ＣＢＤを摂取するには、オイルを直接舌の裏に垂らす「舌下摂取」や、カプセルやグミ、チョコレートなどからＣＢＤを摂取する「経口摂取」といったさまざまな方法がありますが、美容目的で使用するなら、「皮下摂取」がよいでしょう。直接肌に塗ることで、皮膚からダイレクトに成分が吸収され、局所的に効果を発揮します。

ＣＢＤにはすぐれた抗酸化作用があり、老化を遅らせる効果が期待できます。いつまでも若く美しい肌を保つためにも、ＣＢＤを活用してみましょう。

Q14 なぜCBDはあまり知られていないの？

確かに日本では、まだＣＢＤの知名度はそれほど高くありません。２０２１年、情報メディア「エラベル」が全国の男女１０００人を対象に行った調査では、「ＣＢＤを知らないと答えた人は、73・８％」という結果でした。

日本でＣＢＤ製品が発売されたのは２０１６年ごろで、まだあまり歴史が長くないことも、知名度の低さに関係しているのかもしれません。

また、日本ではいまだ「ＣＢＤ＝大麻＝危険」というイメージが強いため、先に紹介した調査で「ＣＢＤを使ってみたいか？」との設問に対して、「特に使ってみたいとは思わない」が38・１％、「興味はあるけど、使うのはためらう」が22・０％、そして、「興味がある、使ってみたい」と答えたのは、わずか13・３％でした。

一方、欧米ではＣＢＤ製品が相次いで大ヒットしており、これからも市場はますます拡大していくだろうと予測されます。

ＣＢＤの安全性と効果はＷＨＯも認めています。きちんとした製品を選び、安心して使っていただきたいと思います。

Q15 どうしても抵抗感があるのですが……

まだ日本では、「大麻は近寄りがたい」というイメージが強く、ＣＢＤに興味はあってもなかなか手が出ないという人もいるかもしれません。また、合法とは知っていても、製品のクオリティに疑問を感じるという人もいるでしょう。

もしそういう場合は、品質がしっかり確認できる会社を選び、グミやクッキーなどの食品や、ロールオンアロマのような製品から始めてみると、抵抗感なく使えるかもしれません。

品質がしっかり確認できる会社の選び方については、次の項目を参考にしてみてください。

- ＣＢＤの含有量がきちんと明記されている
- 第三者機関が成分検査を行っている
- ＴＨＣを含まないことが明記されている

・超臨界二酸化炭素抽出法で生成されている
・ウェブサイトなどで相談窓口が明らかにされている

Q16 どんな症状に一番使われているの？

ＣＢＤの効果が期待される領域は幅広く、慢性的な痛みの緩和、ストレス軽減、リラックス、不眠などさまざまな症状の改善に使われています。もちろん、特異的な疾患や症状はなくとも、日々の健康増進のために用いる人も少なくありません。

現在では研究が進み、ＣＢＤは全身に作用することが明らかになっています。ぜひ、普段の健康管理に役立ててみてください。

Q17 禁煙効果はあるの？

直接的に、ＣＢＤに禁煙を促す効果があるかは定かではありませんが、ＣＢＤを吸引することで喫煙しなくとも満足感が得られるようになり、喫煙量が少なくなったという人もいます。

2013年にUCL（University College London）のセリア・モーガン氏が発表した「CBDは喫煙者のタバコ消費を減らす」という論文が、興味深い結果を示しています。

モーガン氏は24人の喫煙者を集め、12人にはCBDの入った吸引器を、残りの12人には偽薬（プラセボ）の入った吸引器を与えました。そして、喫煙したくなったら吸引器を使ってもらうよう、依頼しました。1週間それを続けたところ、偽薬を吸引した群では喫煙した本数に変化が見られなかったものの、CBDを吸引した群では喫煙量が40％も減少したのです。

喫煙が健康に与える害については、今さら語るまでもないでしょう。がんや心疾患のリスクを高め、気管支や肺などへ悪影響を及ぼすだけでなく、周囲の非喫煙者の健康も脅かします。また、妊娠中の女性が喫煙することで、低体重の赤ちゃんが生まれたり、早産や自然流産の確率が高まったりします。

もし、「禁煙したいけれど、どう頑張っても無理」とあきらめかけている人は、CBDを代用してみてはどうでしょう。タバコをやめられるだけでなく、健康にもよい効果が期待できます。

Q18 うつ病にも効くの？

ＣＢＤがうつ病など「心の問題」に効果が期待されるのは、「アナンダミド」という内因性カンナビノイドと深い関わりがあるからです。アナンダミドは「幸福の分子」「脳内麻薬」ともいわれる成分で、これが長く脳に止まっていると人間は気持ちが安定し、幸福を感じやすくなります。しかし、アナンダミドはすぐに分解されてしまい、体内に長く止まることができません。

２０１２年にドイツの研究者たちが発表した論文によると、「ＣＢＤはアナンダミドの分解を抑制する」「アナンダミドのシグナル伝達効果を促進する」というのです。つまり、ＣＢＤはアナンダミドを長く体内に止め、脳や神経の働きを活性化し、心を健康的に、ポジティブにしてくれるということです。

うつ病のように深刻な状態でなくとも、「何となくストレスが溜まっているな」「眠りが浅いな」と感じるときにＣＢＤを使うと、アナンダミドの分解が抑制され、気持ちが安定し、長く幸福を感じることができるようになるかもしれません。

Q19 他の国でも合法化されているの？

世界的に大麻を合法化する国や地域は増えています。日本のように、「大麻は違法だけど、ＣＢＤ製品はＯＫ」としている国もあります。

その一方で、ＣＢＤを合法化していない国もあります。少数ではありますが、ベルギー、ロシア、モナコ、ジョージアはＣＢＤを認めていません。

これらの国を旅行する場合はもちろんですが、これらの国から輸入されたＣＢＤ製品を購入したりする際は注意が必要です。渡航先の国の規定や航空会社のルールを確認して、日本国内に持ち込めるかを判断しましょう。

Q20 自分で販売したいけれど違法にならないの？

日本でも、国産、外国産問わず、たくさんのＣＢＤ製品が販売されています。これから市場が拡大するにつれ、ますます多くの製品が出回ることが予想されます。そんななか、

「個人輸入をして、自分でＣＢＤ製品を販売したい」と考えている人もいるかもしれません。

その場合、気になるのが資格や免許ですが、ＣＢＤは医薬品ではないため取り扱い・販売にあたっての資格は不要です。現在では、海外から原材料を輸入し、ＯＥＭ製造を行っている会社もたくさんありますから、興味がある場合は問い合わせてみるといいかもしれません。

ただし、販売するにあたっては薬機法の知識が必要になります。特に、広告の文言の表記については要注意です。ＣＢＤ製品は効能効果について承認を受けていないため、特定の効能や効果を語ることはできません。

もし、自分でＣＢＤ製品を販売するため、ＥＣサイトなどを立ち上げようと考えている場合には注意しましょう。

第7章

免疫に好かれる7つの生活習慣

◇お金をかけなくても免疫力は上げられる

私がこうして皆さんにＣＢＤの摂取をすすめる一番の理由は、ＣＢＤを摂取することが、心身の不調改善だけでなく免疫向上にもつながるからです。免疫が向上するということは、現在発現している症状だけでなく、未来に発現し得る病気も防げるということです。いわゆる、未病予防です。

医師の私が、クリニックを受診する患者が減るようなことをすすめるのは変だと思う人もいるかもしれません。しかし、元来、医療とはそうあるべきなのです。

免疫を上げる方法は、ＣＢＤの摂取だけではありません。医療機関を受診したり、体によいとされる成分を積極的に摂取したりしなくても、免疫を上げるためにできることはたくさんあります。具体的にどんな方法があるのか、詳しく見ていきましょう。

●笑う

お金をかけずにできることとして、一番に挙げられる方法は、よく笑うことです。笑うと副交感神経が優位になって心身がリラックスした状態になるだけでなく、体内に侵入した異物にくっついて無力化する免疫物質「IgA抗体」の濃度が上がるため、免疫が高まるという研究報告があります。

「そうはいっても楽しくもないのに笑えない」と思う人もいるかもしれません。しかし、鏡の前で口角を上げて「つくり笑い」する習慣をもつだけでも効果があります。笑顔をつくると筋肉の動きが脳に伝わり、それによって脳が「笑っている」と錯覚するからです。

つくり笑いに抵抗があるなら、気の置けない友人とおしゃべりを楽しんだりお笑い番組を観たりと、笑いたくなるきっかけをもつのもよいでしょう。

●バランスのとれた食事を心がける

基本中の基本ですが、バランスのとれた食事は心身の健康を維持するために欠かせません。栄養素だけでなく量に関しても、体にとってベストなバランスであることが大切です。

暴飲暴食は心身の不調の大きな原因となり得ます。

また、免疫を上げる食品もあれば免疫を下げる食品もあるので、食事のメニューを考える際には、そのことも考慮に入れるとよいでしょう。

【免疫を上げる食品】

・野菜、きのこ、海藻

植物が紫外線や害虫から身を守るために生み出す「ファイトケミカル」を多く含む野菜やきのこ、海藻は、免疫力アップに役立ちます。体内で生成される過剰な活性酸素が、ファイトケミカルによって、除去されやすくなるためです。

野菜は、ビタミンA、ビタミンC、ビタミンEなどを豊富に含んだ緑黄色野菜であれば、さらに高い健康効果が期待できます。

また、きのこは、免疫と関連が深い腸の掃除に役立つ食物繊維や、白血球の一種であるマクロファージを刺激して免疫力を整える「β-グルカン」も豊富に含んでいます。

・LPSを多く含んだ食べ物

マクロファージと結合して活性化させてくれる「LPS」にも、近年、注目が集まっています。LPSは、「グラム陰性細胞」という細菌の細胞壁の外側に存在する成分で、過去には感染症の原因となる成分とされていましたが、研究によって、免疫向上にも貢献してくれることがわかったのです。

LPSを多く含有する食品としては、玄米、めかぶ、皮つきレンコン、ホウレンソウなどが挙げられます。

・味噌、納豆、漬物、ヨーグルト

腸内の善玉菌増強および悪玉菌抑制のために働いてくれる乳酸菌をたっぷり含む発酵食品は、腸をキレイにして免疫力を高めてくれます。

・良質なタンパク質を含む食べ物

細胞や免疫物質をつくるために不可欠なタンパク質が不足すると、おのずと全身の免疫力が低下します。

・緑茶、ココア、チョコレート、赤ワイン、蕎麦など

白血球の働きを高め、活性酸素を除去する「ポリフェノール」を多く含む食べ物や飲み物は、免疫力を強化してくれるだけでなくエイジングケアにも高い効果が期待できます。

【免疫を下げる食品】

・体を冷やす物

冷たい飲み物や水分の多い野菜や果物を摂り過ぎると、体温が低下するため免疫力も低下します。また、体温が下がると免疫を司っている細胞や酵素の機能も低下するため、腸内の悪玉菌が増殖してさらに悪循環に陥ります。

・高カロリーな食品

揚げ物をはじめとする高カロリーな食品は、適量の摂取であれば問題ありませんが、食べ過ぎて肥満になると、脂肪細胞から炎症物質が発生するため、腫瘍免疫が下がる原因となります。

・アメリカ産牛肉

アメリカ産牛肉には、「肥育ホルモン」という成長促進剤が投与されています。成長促進剤が投与された牛肉を食べ続けていると、がんの発生率が高くなるという話は聞いたことがあると思いますが、それ以前に、体内の活性酸素が増加するため免疫力低下を招きます。

・プラスチック製の容器に入った食べ物

市販されている出来合いの料理にも、場合によっては気をつけるべきです。容器ごとレンジでチンすると、環境ホルモンが体内に摂取されやすくなります。

●質のよい睡眠を追求する

睡眠の質を高めることも、免疫力向上につながります。寝ている間は副交感神経が優位になり、心身ともに緊張状態から解き放たれた状態となり、免疫細胞が活性化しやすいのです。

「質のよい睡眠」とは、「寝付きがよい」「途中で目が覚めることなく朝までぐっすり眠れる」「朝起きたときに頭も体もスッキリして疲れが抜けている」「日中、眠気が出ない」といった条件を満たしている睡眠です。

質のよい睡眠をとるためには、シャワーで済ませずに湯船に浸かることや、寝る前にストレッチして体をほぐすことのほか、着心地がよくホッとリラックスできる素材のパジャマを着る、枕の高さを整える、なども効果があります。

●適度に体を動かす、運動する

免疫力を高めるためには、適度に体を動かす習慣をつけることも大切です。体を動かすと免疫力に関係している細胞が増殖すると同時に、筋肉量が増えて体温が下がりにくくなるため、免疫力向上が期待できます。

ただし、激しすぎる運動は免疫力強化にはつながりません。運動し過ぎると、唾液中の免疫細胞の量が減ってしまうからです。また、過度な運動によって活性酸素が増えることも、免疫力低下の原因とされています。

●体を冷やさない

健康な人の平熱は36度5分~37度2分ですが、この体温は〝免疫細胞が正常に働ける体温〟でもあります。

ここから体温が1度上がると、免疫力は5~6倍上がり、反対に1度下がると、免疫力は3割も下がるといわれています。病気になって発熱するのは、体が細菌やウイルスと戦うために免疫細胞を活性化させているためであることは、47〜49ページで説明した通りです。体温が36度以下の「低体温」になると、免疫細胞が十分に働かないため、さまざまな病気を発症しやすくなります。そのため、体を冷やさないよう気をつけることはとても大切です。

夏でも湯船に浸かって体の芯まで温めたり、冬の寒い時期には腹巻やマフラー、レッグウォーマー、湯たんぽを活用したりすることで、特に冷えやすい部分を守るようにしましょう。

また、冷たい物を飲み過ぎないこと、体を温める食材を意識的に摂取することも大切です。

●腸内フローラを整える

免疫細胞は腸内にたくさん存在します。そのため、腸内フローラを整えることは、免疫力強化のために欠かせません。

「腸内フローラ」とは、私たちの腸内に生息している、1000種100兆個ともいわれる多種多様な細菌が群生している状態のことです。腸内にはビフィズス菌やフェカリス菌、アシドフィルス菌をはじめとする「善玉菌」、便秘や下痢の原因ともなる「悪玉菌」、善玉菌または悪玉菌のうち数が多いほうに味方する「日和見菌」の3種類の腸内細菌が存在しますが、このなかの悪玉菌が増えないよう、ベストなバランスを維持することが大切なのです。

腸内フローラが整っていると、腸内の免疫細胞が活性化されて、細菌やウイルスから体が守られるだけでなく、消化できない食べ物を体によい栄養物質につくり変えてくれることも期待できます。

腸内フローラを整えるには、善玉菌を増やすために、善玉菌のエサとなる食物繊維などを多く含む食材を積極的に摂取し、十分に休養をとって体に疲れやストレスを溜めないようにすることが有効です。

それでもなかなか整わない場合は、サプリメントなどを活用するのも一手です。もちろん、CBDの摂取も有効です。

◆免疫に好かれる7つのよい習慣

免疫力の維持や向上は、短期的な生活改善では実現しづらいでしょう。体質を変えるためには、体によい習慣を長期間続けることが大切です。ここからは、そのなかでも特に習慣化してほしいことを説明していきます。

●栄養や体への効能を考えてメニューを選ぶ

「１日三食、バランスのよい食事を摂りましょう」といっても土台無理な話。実現しようと頑張ることで、かえってストレスが溜まり、免疫も低下しかねません。

しかし、免疫力アップにはどんな食べ物が有効なのか、免疫力を低下させてしまうのはどんなメニューなのかを知っておくだけでも、普段選ぶものが自然と変わってきます。それによって体調も変化するでしょう。

また、「朝食と昼食で摂れなかった栄養を夕食で摂ろう」と思うと大変ですが、例えば１週間のスパンで帳尻を合わせるということなら、さほど難しくはないと思います。忙しくてなかなか自炊する時間がない人も、発酵食品をプラスできるよう冷蔵庫に納豆を常備しておくなど、できることはたくさんあります。

そして、体温の低下は免疫力低下につながるので、体を冷やさないよう、温かい飲み物を選ぶ習慣をつけることも有効です。夏場はどうしても冷たい物を食べたくなりますが、できる限り常温のものを摂るようにすると体調も整いやすいでしょう。

●1日20分、週3回程度の運動

1日20分程度の運動を週3ペースで続けることは、免疫力強化だけでなく、ストレス発散や肩凝り防止にも有効です。

運動の種類は興味をもてるものでOK！　体を動かすことが得意ではないなら、ウォーキングやサイクリングを楽しむだけでも問題ありません。雨が降っていると出かけるのが億劫になるなら、YouTubeのレッスン動画を活用してヨガやストレッチ、スクワットなどを楽しむのもよいでしょう。

運動のための時間を見つけることが難しいなら、最寄り駅の一つ手前で降りて、一駅分余計に歩くことでも体を動かすことができます。

●就寝時間の約2時間前に40度前後の湯船に浸かる

湯船に浸かることで体内深部の温度を高めると、体温が下がるタイミングで眠気が誘発されます。湯温はぬるめがベスト。体温よりやや高めの湯にゆっくりと浸かることで、副交感神経が働いて気分が落ち着き、より入眠しやすくなります。

リラックスのために、ＣＢＤ配合のバスボムを使ったり、お風呂上がりにＣＢＤ入り化粧品やボディークリームでケアしたりするのもよいかもしれませんね。

●寝る前はテレビやスマホを見ない

テレビやパソコン、スマホなどの画面を長時間見ていると、ブルーライトの影響で体内時計が狂ってしまい、睡眠障害を発症しやすくなります。また、情報過多で脳が疲弊することも、安眠の妨げとなり得ます。

お風呂から上がったらテレビやスマホを見る時間は最低限にとどめて、快適な温度と湿度に保たれた部屋でゆっくり過ごしましょう。

●自分を楽しませる

「ストレスは体によくない」とはいえ、悩みや不安があるとそれを払拭するのは簡単ではありません。しかも、嫌なことを忘れたいからと散財したり暴飲暴食したりすると、結果的に後悔の気持ちが押し寄せたり内臓が弱ったりして、免疫がますます低下してしまいます。

ストレス解消にフォーカスするより、自分を楽しませることに意識を向けるほうが楽ちん。しかも、「楽しい」「うれしい」と思うことを実践していくうち、悩んでいたことがどうでもよくなることだって多々あります。

そうなると、免疫も俄然アップすることはいうまでもありません。笑顔で過ごす時間が長いとそのぶん免疫は向上するので、まずは自分が楽しいと思えることはどんなことなのかを考えてみましょう。

●腸内細菌を「土壌菌」に戻す

腸内フローラを整えるためには、発酵食品を積極的に摂ったり、栄養バランスのよい食事を心がけたりすることも有効ですが、昨今は、腸内細菌のルーツである「土壌菌」も注目されています。

私たち人間は、胎内ではみんな無菌状態で、腸内にも細菌が存在していません。その後、産道を通って生まれてくる際に、まずは母親の細菌を受け取ります。赤ちゃんは、何でも口に入れて舐める習性がありますが、これによって環境中のさまざまな細菌を体内に取り入れているのではないかと考えられています。この〝環境中の菌〟というのが土壌菌のことです。

土壌菌サプリメントは、乳酸菌、連鎖球菌、ビフィズス菌、麹菌、納豆菌、酪酸菌などの多彩な分解菌群で、摂取することによって、腸内細菌を赤ちゃんの頃の状態に近づけることができます。

●ＣＢＤを摂取する

体によい食材の摂取、適度な運動、質のよい睡眠などをキープしようと思ったらある程度努力が必要ですが、ＣＢＤの摂取を習慣づけることにはほとんど努力は必要ありません。

サプリメントやタブレット、ＣＢＤ入りビール、ＣＢＤ配合スイーツなどのうち好きな方法で摂取すればいいので、簡単に習慣化できるでしょう。

また、ＣＢＤは、家族が習慣化することをサポートするのもさほど難しくありません。食事やおやつとして食卓にのせたり、パートナーが喫煙をやめられなくて悩んでいるならヴェポライザーをすすめたりと、できることはたくさんあります。

◆過度なストレスがかかると一気に免疫力が落ちる

食生活や睡眠に気をつけ、適度に体を動かして、体によいとされるサプリメントやＣＢＤを摂取していたとしても、免疫力がググっと下がってしまうことがあります。その原因は何かというと、過度なストレスです。

「ストレスは万病のもと」とはよく言ったもので、実際、過度なストレスを受け続けると、免疫力が低下してがんを発症することだってあるのです。

ストレスによって緊張状態が続くと、１日中、交感神経が優位になり、自律神経が乱れて、自律神経にコントロールされている免疫システムが正常に機能しなくなります。つま

図表15 ストレスは免疫力低下の元凶

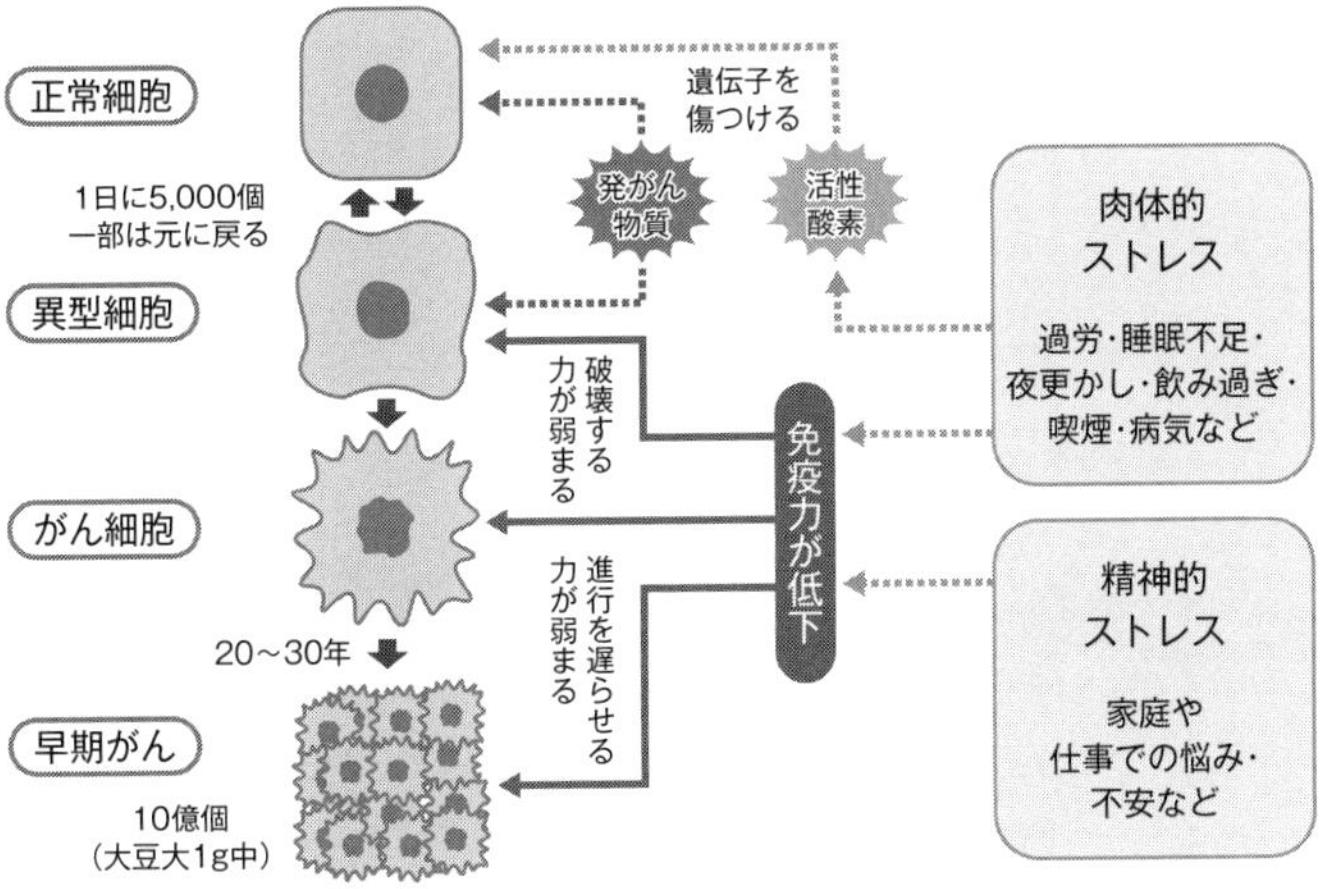

り、免疫力が低下するということです。

免疫力が低下すると、風邪をひきやすくなったり、新型コロナウイルスをはじめとするウイルスに感染しやすくなったりするだけでなく、アトピー性皮膚炎を発症したり、口内炎ができたり、がんが発生したりがんの進行が早まったりと、体にとってよくないことばかりです。そのため、ストレスを感じたら早い段階で対処方法を考えることが得策です。

「ストレス」とひとことでいっても、過労や睡眠不足、暴飲暴食、喫煙などが原因の「肉体的ストレス」もあれば、人間関係や将来への不安、介護や子育て疲れ、モラハラやパワハラなどが原因の「精神的ストレス」もあり、原因は人それぞれ。また、何が原因であるのかを自覚できている人もいるでしょう。

そのため、ストレスを乗り切ることは簡単ではない場合がありますが、「心身をゆっくり休める」「辛い気持ちを友人や上司に聴いてもらう」など、今できること、自分の心身が求めていることを一つずつ試していきたいところです。

また、最近はインターネットを介した人間関係にストレスを感じている人も多いので、「しばらくはSNSを開かない」「コメントの通知をオフにする」「アカウントを削除する」などを検討したほうがよい場合もあるでしょう。

タバコやアルコールと同じで、そこに依存している場合、簡単にやめることはできないかもしれませんが、ストレス増加による免疫力低下の危険性に目を向けることで、自分にとって必要なことや不要なことも見えやすくなります。

◆睡眠の質を高める、温度、湿度、音、明かり

免疫力を上げるために、睡眠の質を追求することはとても大切です。

〝睡眠の質〟と聞くと、「マットレスから買い直さないといけないの?」「うちの寝室は狭

いし、環境を整えるのは難しい」と思う人もいるかもしれません。しかし、ほんの少しの工夫でも睡眠の質は大きく変わってきます。

まずは温度と湿度についてです。

睡眠に最適な室温は16~26度、湿度は約50%とされています。温度はパジャマや寝具によって調整できますので、この範囲内ではない場合も、必ずしも暖房器具などを使う必要はありません。とはいえ、室温が低すぎたり高すぎたりすると調整するにも限度があるので、真夏や真冬は冷暖房設備に頼りましょう。

特に、寝苦しさを感じる熱帯夜には冷房の稼働は必須です。夏になるとニュース番組などでも喚起されている通り、冷房なしでは睡眠中の熱中症リスクが高くなります。

また、湿度に関してはパジャマや寝具で調整することは難しいため、空気の乾燥がひどいなら加湿器、梅雨時期でジメジメして眠れないなら除湿器を使うことをおすすめします。

続いては音です。睡眠に適した音環境は、木の葉の触れ合う程度の音量である40dBA(デシベルエー)以下とされています。50dBAを超えると多くの人は眠ることが困難になるとされています。50dBAの目安は、テレビや洗濯機などの生活機器が発する音です。なかには、洗濯機が回っていても睡眠に支障をきたさない人もいれば、テレビを観ながら眠りに落ちてしまう人もいますが、眠りが浅く、疲れがとれなかったり途中覚醒したりしますので、「質の高い睡眠」にはなりません。

同居家族がいて、布団に入るタイミングが異なる場合は、家の中の音環境を完全に40dBA以下にするのは難しいかもしれませんが、少なくとも、家族の睡眠を邪魔しないようお互い配慮しあうことは大切です。

また、明かりに関しては、入眠前の時間帯には、オレンジ色に近い暖色系の明るすぎない光環境で過ごすとよいでしょう。白色や青色などの寒色系の明かりは覚醒を促進させてしまいます。

電球や照明器具を選ぶときは、仕事部屋など、頭をクリアにしたい場所は寒色系、心身をリラックスさせたい寝室やリビングルームは暖色系と、目的や過ごし方に適したものを選びます。

布団に入ってからは、室内が暗いほど睡眠ホルモンのメラトニンが分泌されるため、電気を消すのが理想ではありますが、真っ暗な空間が苦手な人は一定数いるでしょう。真っ暗だと安心して眠れないのであれば、フットライトや間接照明など、光が直接目に当たらない照明器具を活用しましょう。

睡眠の質を高めるためには、入眠時や睡眠中の光やその明るさだけでなく、朝起きたときに浴びる光についても意識してみてください。

◆体を温め、血流をよくする半身浴のダブル効果

ぬるめの湯船にゆったりと浸かる時間をもつことが、睡眠の質改善にもつながることはお話しした通りですが、入浴の効能をさらに高めたいなら、定期的に半身浴を楽しむことをおすすめします。

全身浴が肩まで浸かる入浴方法であるのに対して、半身浴は、みぞおちのあたりから下のみお湯に浸かります。

全身浴は、短時間で全身を温めることができるので、全身をほぐして疲れをとりたいときには最適ですが、そのぶん、体にかかる水圧の負担も大きいといえます。

一方、半身浴はみぞおち部分から上は直接温められませんが、ぬるめのお湯で下半身をじっくりと温めていくことで、徐々に全身がじんわりと温まっていきます。また、全身浴

と比べて長い時間お湯に浸かることができるため、血行がよい状態を保ちやすいことから、体のむくみを緩和する効果も期待できます。

血流がよくなっている入浴中に体をマッサージすると、さらにむくみが解消しやすくなります。

体が温まり、ほぐれていくことを実感しながらゆっくりとお湯に浸かっていると、じんわりと汗が出始めます。急激に体が温まって発汗するのではなく、この「じんわり」は、体のためにはとてもよいことです。なぜなら、老廃物や余分な皮脂が排出されやすくなるからです。

半身浴を習慣化すると、汗腺機能が向上して、老廃物を排出しやすい体になるともいわれています。

このように、半身浴はよいことずくめですが、特に寒さが厳しい冬の時期は、全身をお湯に浸けたいと感じる日も多いでしょう。無理なく続けるためにも、その日の気分や体調に合わせて入浴方法を変えていくのもいいかもしれませんね。

◆激しい運動の後は、免疫が落ちてしまう

健康のために、日ごろから運動をしている方も多いと思いますが、一定量以上の運動をすると、唾液中の免疫細胞数が減ってしまうことから免疫力は低下します。それだけでなく、過度な運動で活性酸素が増えることも、免疫力低下の原因となり得ます。

免疫系は「ストレスに弱い」という特徴がありますが、筋肉痛をもたらす激しい運動や肉体疲労もストレスに該当するため、免疫のことを考えると過度な運動は好ましくないのです。

どの程度の運動が「過度」になるかは人それぞれです。日ごろの鍛え方によっても異なりますが、指標の一つとして「換気性作業閾値」があります。

換気性作業閾値とは、少しずつ運動強度を上げていったときに、息が上がり出すポイントのことです。算出方法は、マスクを装着した状態で運動負荷を徐々に上げるというもの。この方法で換気量を測定すると、急増する変曲点が出てきます。

また、もう一つの指標として、心拍数から運動強度を求めるカルボーネンの式があり、

運動強度（％）＝（運動時心拍数－安静時心拍数）÷（最大心拍数－安静時心拍数）×１００で求めることができます。

なお、最大心拍数は、一般的に「最大心拍数＝２２０－年齢」で求めることができます。高齢者の場合には、「最大心拍数＝２０７－（年齢×０・７）」の式を用いる方法もあります。

最近は心拍計付きの腕時計なども販売されていますので、免疫力に影響を与えない心拍数を保てているかどうか、簡単に測ることができます。

◆免疫クンが好きな栄養は何か？

免疫を上げる食品は多種多様です。発酵食品、良質なタンパク質を含む肉類や大豆のほか、「ファイトケミカル」を多く含む野菜やきのこ、海藻、「ＬＰＳ」の豊富な玄米やめかぶ、皮つきレンコン、ホウレンソウ、「ポリフェノール」をたっぷりと含む緑茶やココア、チョコレート、赤ワイン、蕎麦などが挙げられます。

しかし、これらを単体で摂取し続けても免疫力強化は期待できません。どんなに栄養価の高い食品であっても、それのみでは免疫作用が理想通り発揮されませんので、やはり、基本は「バランスのよい食事」を心がけることです。

そして、免疫機能にダイレクトに働きかける栄養素だけでなく、免疫機能をサポートする栄養素も積極的に摂取するとよいでしょう。なかでも有効なのは、ビタミンA、ビタミンC、ビタミンD、ビタミンE、亜鉛です。これらの栄養素を多く含む食品は以下の通りです。

●ビタミンA含有量が多い食品ベスト3

第1位＝豚のスモークレバー
第2位＝鶏の生レバー
第3位＝豚の生レバー
このほか、うなぎ、くろまぐろ、無塩バターにも多く含まれています。

●ビタミンC含有量が多い食品ベスト3

第1位＝アセロラ

第2位＝ケール（青汁）
第3位＝パセリ
このほか、赤ピーマン、ブロッコリー、キウイなどにも多く含まれています。

●ビタミンD含有量が多い食品ベスト3

第1位＝乾燥きくらげ
第2位＝塩辛
第3位＝あんきも
このほか、さんま、しらす干し、干ししいたけなどにも多く含まれています。

●ビタミンE含有量が多い食品ベスト3

第1位＝煎茶
第2位＝ひまわり油
第3位＝アーモンド
このほか、卵、オリーブオイル、カボチャなどにも多く含まれています。

●亜鉛含有量が多い食品ベスト3

第1位＝牡蠣

第2位＝小麦はいが

第3位＝塩辛

このほか、かつお節、きな粉、油揚げなどにも多く含まれています。

◇還元作用の強い水素を上手に取り入れる

ＣＢＤの強い抗酸化作用が、体の〝サビ〟（酸化）を抑制するために役立ってくれることは説明しましたが、それと同様に、水素にも強力な抗酸化作用があるとされています。

水素のすごいところは、体内に取り込まれた「悪玉活性酸素」に結びつき、悪玉活性酸素もろとも体に無害な水へと変化するところです。

つまり、皮膚や肉体の老化や病気の進行のもととなる酸化を防ぐことができるため、シワやシミ、くすみ、たるみ、アトピー性皮膚炎などの肌トラブルも、便秘をはじめとする体の不調も起きにくくなるということです。

また、認知症患者に水素のサプリメントを投与すると、認知機能が改善することも立証されています。

私たちの体の酸化を防ぐための酵素であるＳＯＤの量は、加齢とともに減少していきます。すると、血中に存在するアミノ酸の一種である「ホモシステイン」が酸化して「ホモシステイン酸」に変化するのですが、ホモシステイン酸は、脳の炎症を引き起こす原因となります。〝脳の炎症〟とはつまり認知症のこと。ですから「認知症を予防するためには、ホモシステインの酸化を防ぐ必要がある」ということになります。

私が理事を務めている宇都宮セントラルクリニックでも、認知症の症状が認められる人だけでなく、60歳以上の方には日ごろから水素のサプリメントを摂取していただくことをおすすめしています。症状が認められないうちから摂取を習慣づけておけば、発症を予防できる可能性が高くなるからです。

過去に、アルツハイマー病患者91人に水素含有サプリメントを2カ月間服用してもらって、その前後で認知機能を測定した結果をまとめた論文が発表されていますが、この論文では全例に症状の改善が認められたことが報告されています。

水素のサプリメントは、「精製岩塩」「サンゴカルシウム」「フラナガン水素（マイクロクラスター）」の大きく3種類に分けられます。

「精製岩塩」とは、岩塩に含まれるミネラル分のマグネシウムに水素を吸蔵させたもので、3種類のなかでもっとも水素の成分が抜けにくいとされています。

「サンゴカルシウム」は、吸着力にすぐれたサンゴに水素を吸蔵させて粉末化したものです。

私がもっともおすすめしたいのはフラナガン水素とマイクロクラスターです。これは、二酸化ケイ素、炭酸カリウム、クエン酸カリウム、硫酸マグネシウムからなるパウダーで、酸化還元力や抗酸化力が非常に高いことが特徴です。食品添加物としても使用されるほど安全性も高いため、安心して摂取を続けていただけます。

将来の健康のために投資するなら、今日からでもフラナガン水素のサプリメントを摂取することをおすすめしますし、ＣＢＤと併せて摂取すればなお理想的です。

最後に、免疫力を高める方法として、今、話題になっている最先端の再生医療をご紹介します。

これは、「ＭＳＣ-ＣＭ」という「ヒト脂肪由来間葉系幹細胞上清液」を用いた最新の治療です。幹細胞とは、分裂して自分と同じ細胞をつくったり、別の細胞に分化したりする能力をもつ大元の細胞のことです。

幹細胞はサイトカインという物質をどんどん放出し、自分の周囲の傷ついた細胞の再生を促進する性質があります。この性質を利用して、成長因子・サイトカインをたっぷり含んだ幹細胞上清液を注射することで、炎症を取ったり、免疫を整えたりする治療法が「MSC-CM」です。

ご興味のある方は、私のクリニックへお問い合わせください。

あとがき

◆サイバネティックアバター生活の時代がやってくる

世界的歴史学者のユヴァル・ノア・ハラリ氏が、人類の未来予測を書き著した『ホモ・デウス』(河出書房新社)をご存じの方は多いと思います。

「ホモ・デウス」とは、ホモ・サピエンスからデウス(神)にアップデートした存在のことです。同著においてハラリ氏は、「飢餓」「疫病」「戦争」の3つを克服しつつある人類が次に取り組む課題は、「不死」「至福」「神性」の3つになるだろうと予言しています。

「『至福』はまだしも、『不死』や『神性』は実現不可能では?」と頭にクエスチョンマークが浮かぶ人も多いかもしれません。

しかし、本当に実現は難しい、不可能だと言い切れるでしょうか?

人類の発展の過程で、私たちは徐々にその2つの現実化に近づいているとは思いませんか？

特に近年のめざましい進化に目を向ければ、そう思えるはずです。

ＡＩやＩｏＴ、ビッグデータの活用により、産業構造のあり方自体が変わってきた第４次産業革命によって、人類にとってのこれまでの常識は、すでに常識ではなくなっています。

例えば、遠隔操作ロボットを使った外科手術もその一つです。５Ｇの台頭によって、医療現場も大きな転換期を迎えることになりました。

また、自動運転の実証実験のニュースを見聞きしたこともあるでしょう。

スマートスピーカーを介して家電を操作したり、遠隔から玄関をロックしたりといったことも可能になり、生活の利便性が大きく向上しました。

さらに最近では、５次元の仮想空間である「メタバース」内でのコミュニケーションも活発化しつつあります。

現実世界に生きている自分の分身であるデジタルキャラクター「アバター」に、仮想空間でのリモート会議に出席してもらうことも可能になり、一人で複数のアバターを操作すれば、一人の人が、異なる場所に同時に存在することもできるようになるでしょう。

ほかにも、アバター用の洋服をデザインしている会社が数千万円を売り上げたとか、ナイキ社が仮想空間「NIKELAND」をオープンして、アバターにナイキブランドのアイテムを着用させたりできるようになった、といったことも話題になっています。

このような話は、メタバースの世界を体験したことのない人にとっては、「これから先も自分には無縁」と思えるかもしれません。しかし、すでに内閣府も、仮想空間と現実空間を高度に融合させたシステムによって、経済発展と社会的課題の解決を両立する「ソサエティー5・0（Society 5.0）」の超スマート社会を目指すことを提唱しています。

誰もがメタバースの住民になる時代は、確実に近づいてきているのです。

ソサエティー5・0の時代に突入すると、人の体がインターネットとつながることで新しい価値が生まれ、ＡＩによって各自に必要な情報が必要なときに提供され、ロボットや自動走行車などの技術によって日々の生活の可能性が広がります。また、技術革新がさまざまなニーズへの対応を可能にするともいわれています。

このうち、「人の体がインターネットとつながること」は、ＩｏＴに対して「ＩｏＢ」（「Internet of Bodies」または「Internet of Behavior」の略称）と呼ばれています。ヘルスケア分野では主に前者の意味で、例えば体内にペースメーカーのデバイスなどを埋め込むことを指し、後者は、個人の行動データを収集することで、より快適な生活へと昇華させる技術を意味します。

このようなことが可能になることは、とてつもなく大きな変化だと感じる人もいるかもしれません。しかし「ソサエティー1・0」は狩猟時代、「ソサエティー2・0」は農耕社会、「ソサエティー3・0」は工業社会、「ソサエティー4・0」は情報社会であることを考えると、これまでの人類の歴史においても、一つ前の時代には絵空事でしかなかったことが現実のものとなってきているのです。つまり、今の時点で「夢のまた夢」に思えることも、数十年後には「当たり前」になっている可能性が高いということです。

では、ここでもう一度問いますが、ソサエティー5・0が現実のものとなったとき、「不死」や「神性」は本当に実現不可能でしょうか？　ここにきて、「NO」とは言い切れなくなった人が多いのではないでしょうか？

そもそも現時点でも、肉体は滅びても自分の分身であるアバターは仮想空間を生きていけます。科学や医療の進歩によって、人類は限りなく「不死」や「神性」に近づいているのです。

では、未来の世界では「不死」および「神性」が現実のものとなっているとしたら、そのとき、私たちの肉体のなかで一番大事なものは何でしょうか？

その答えは「脳」です。脳が健康で正常に働いていなければ、新しい世界に順応したり、そのなかで思うように生きていったりすることは難しいからです。

しかし、多くの人が脳の健康を意識するのは、異変を感じ始めてからでしょう。これは脳に限らず、体のどの部位に関してもいえることですが、未病予防のために、健康なうちから体を気遣うことが大切なのです。

ＣＢＤを摂取することで、免疫を向上させ、脳の酸化ストレスを軽減すれば、もっとも大事な脳の健康を保つことができます。そうすれば、サイバースペースの中で永遠の命を得ることができるかもしれません。

人生１２０年どころか、人が永遠の生命体になれるかもしれない時代が、もうそこまできています。

２０２３年１月

佐藤俊彦

〈著者紹介〉

佐藤俊彦（さとう・としひこ）

放射線科専門医。

1960年、福島県生まれ。福島県立医科大学卒業。同大学の放射線科に入局し、日本医科大学付属第一病院放射線科助手、獨協医科大学病院放射線科助手、鷲谷病院副院長を経て、1997年に宇都宮セントラルクリニック（現 医療法人DIC 宇都宮セントラルクリニック）を開院。

最先端のがん治療と予防医療を提供するため、2003年にPET（画像診断）センターを立ち上げる。2011年にはメディカルリサーチ株式会社、2014年にNPO法人 ピンクリボンうつのみや（現 認定NPO法人 ピンクリボンうつのみや）を設立。

現在は、医療法人DIC 宇都宮セントラルクリニック理事、セントラルメディカル倶楽部顧問医、メディカルリサーチ株式会社顧問、認定NPO法人 ピンクリボンうつのみや理事長、株式会社遺伝子治療研究所取締役などを務める。

『あなたのがんは「これ」で９割防げる』『ステージ４でもあきらめない最新がん治療』（ともに幻冬舎）など著書多数。


宇都宮セントラルクリニック　https://ucc.or.jp/

一生病気にならない「免疫力のスイッチ」

2023年3月6日　第1版第1刷発行

著　　者　佐藤俊彦
発行者　村上雅基
発行所　株式会社ＰＨＰ研究所
京都本部　〒601-8411　京都市南区西九条北ノ内町11
マネジメント出版部　☎075-681-4437（編集）
東京本部　〒135-8137　江東区豊洲5-6-52
普及部　☎03-3520-9630（販売）
PHP INTERFACE　https://www.php.co.jp/

組　　版　有限会社メディアネット
印刷所
製本所　図書印刷株式会社

ISBN978-4-569-85409-0

PHPの本

1日1篇「人生を成功に導く」365人の言葉

『PHP』編集部 編

創刊75周年を迎えた月刊誌「PHP」に寄せられた著名人の記事から、人生が豊かになる文章を1日1篇形式で365人分再収録した本。

定価 本体二、三五〇円（税別）